本书出版受国家中医药管理局“王行宽全国名中医传承工作室”建设项目（国中医药办人教函〔2018〕119号）及湖南省中医药管理局重点项目（C2022039）资助

王行宽
杂病治肝医案精解

主　　审　王行宽

主　　编　胡国恒　王小菊

副 主 编　吴彬才　范建民　张　稳

编　　委　（按姓氏笔画排序）

王小菊　王智贤　卢圣花　朴美虹　刘　颖
刘亚雄　李甲民　李宇翔　杨　柳　吴彬才
邱华安　张　稳　陈志翔　陈耀武　范建民
罗　典　胡国恒　袁　华　殷淑婷　高定昌
陶峻宏　龚　纯　蔺晓源

编写秘书　杨　柳（兼）　高定昌（兼）

人民卫生出版社

·北　京·

图书在版编目（CIP）数据

王行宽杂病治肝医案精解 / 胡国恒，王小菊主编 . 北京 ：人民卫生出版社，2026. 1. -- ISBN 978-7-117-39197-9

Ⅰ. R249. 7

中国国家版本馆 CIP 数据核字第 2026CX8317 号

人卫智网	www.ipmph.com	医学教育、学术、考试、健康，购书智慧智能综合服务平台
人卫官网	www.pmph.com	人卫官方资讯发布平台

王行宽杂病治肝医案精解

Wang Xingkuan Zabing Zhi Gan Yi'an Jingjie

主　　编：胡国恒　王小菊
出版发行：人民卫生出版社（中继线 010-59780011）
地　　址：北京市朝阳区潘家园南里 19 号
邮　　编：100021
E - mail：pmph @ pmph.com
购书热线：010-59787592　010-59787584　010-65264830
印　　刷：三河市宏达印刷有限公司
经　　销：新华书店
开　　本：710 × 1000　1/16　印张：9　插页：4
字　　数：166 千字
版　　次：2026 年 1 月第 1 版
印　　次：2026 年 2 月第 1 次印刷
标准书号：ISBN 978-7-117-39197-9
定　　价：69.00 元
打击盗版举报电话：010-59787491　E-mail：WQ @ pmph.com
质量问题联系电话：010-59787234　E-mail：zhiliang @ pmph.com
数字融合服务电话：4001118166　E-mail：zengzhi @ pmph.com

王行宽简介

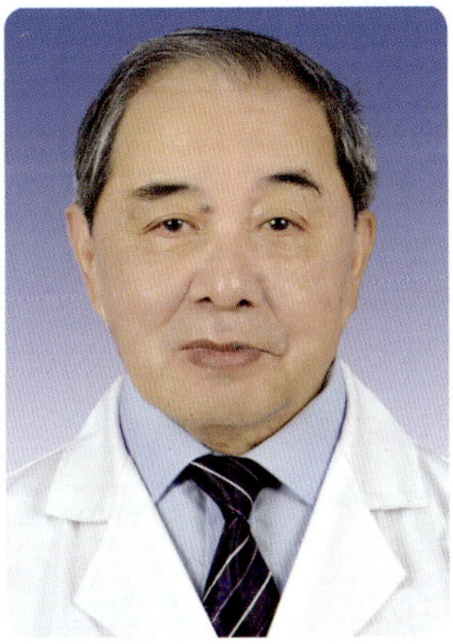

王行宽，男，1939年3月生，江苏镇江人，中共党员。首届全国名中医，湖南省名中医，主任医师、教授、博士研究生导师，享受国务院政府特殊津贴专家，湖南中医药大学内科学学术带头人，湖南中医药大学第一附属医院首届终身教授。

王行宽精通中医，旁谙西医，师古不泥古，刻意创新；倡导仲景"病-脉-证-治"的诊疗模式，坚持亲自撰写每一份临床应诊脉案。擅于运用"杂病治肝、多脏调燮、微观辨证、疏通督脉"之思想指导疾病诊治，屡起沉疴。

王行宽培养全国名中医传承工作室成员39名；连续担任第二至第七批全国老中医药专家学术经验继承工作指导老师，指导学术经验传承人10名；指导全国优秀中医临床人才40余名、湖南省跨世纪中医人才7名；培养硕博士39人。主持各级科研课题10余项，发表学术论文100余篇，主编、参编专著9部，获中医药传承特别贡献奖、湖南省科学技术进步奖等各级奖项5项。

主编简介

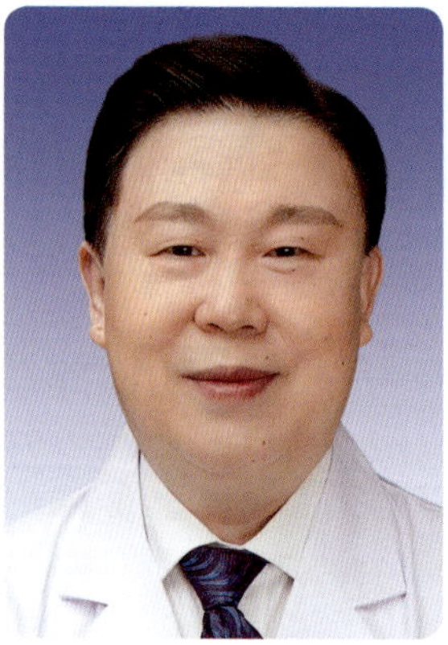

胡国恒，全国老中医药专家学术经验继承指导老师，湖南省名中医，医学博士，博士研究生导师，一级主任医师、二级教授，享受国务院政府特殊津贴专家，湖南中医药大学第一附属医院中医内科学学术带头人。从医40余载，主持国家自然科学基金等科研项目13项，发表学术论文80余篇，编写著作10余部，获湖南省科学技术进步奖二等奖2项；培养博士、硕士研究生120多名。

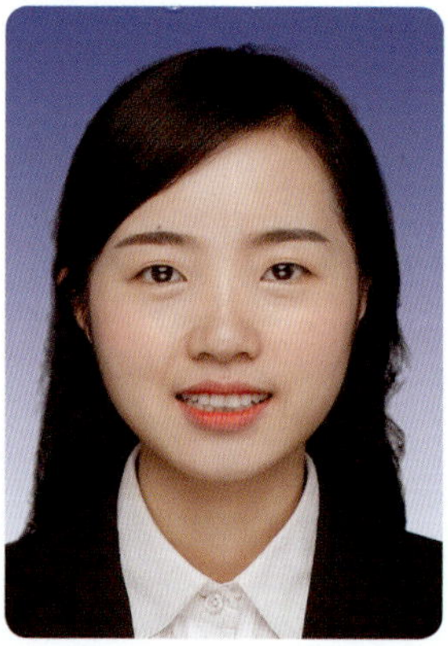

王小菊，医学博士，主治医师、讲师，师从王行宽教授、胡国恒教授、刘柏炎教授，主持湖南省中医药管理局、湖南省卫生健康委员会、湖南中医药大学课题各1项，参与国家自然科学基金课多项，主编、参编著作3部，发表学术论文30余篇，获国家发明专利1项。

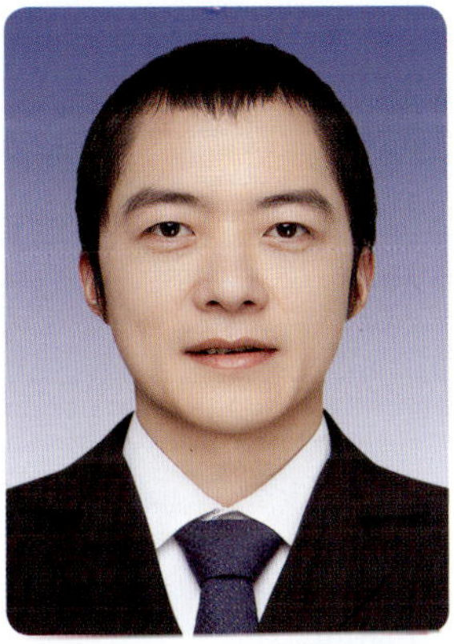

吴彬才，讲师、主治医师，湖南省现代民政研究院生命文化研究室专职研究成员，湖南省普通高校青年骨干教师培养对象，湖南省中医药研究院李聪甫学术思想研究所特约研究员。

师侍湖南省诸名老中医十余年，兼任全国名老中医药专家王净净传承工作室学术秘书、王行宽全国名中医传承工作室成员。主持或参与研课题10余项，发表学术论文与科普文章40余篇，主编或参编专著7部；荣获湖南省自然科学奖、湖南省中医药科技进步奖各1项。

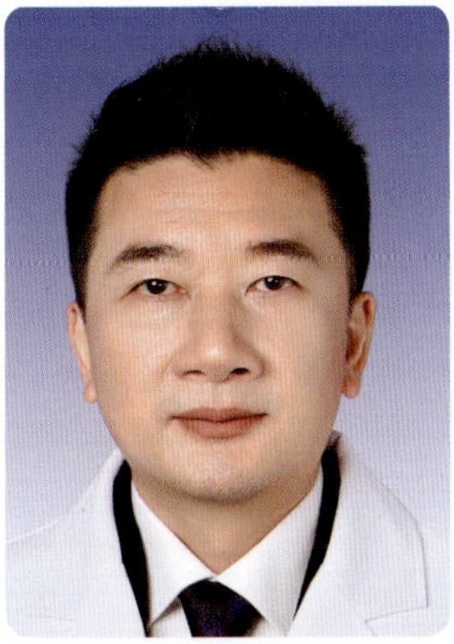

范建民，医学博士，主任医师，硕士研究生导师，湖南中医药大学第一附属医院心血管内科副主任，兼任湖南省心血管科中医医疗质量控制中心副主任委员、湖南省国际医学交流促进会中医经典与重症专业委员会副主任委员等职。主持或参与各级科研课题10余项；发表SCI等学术论文近20篇；主编、参编专著各1部；获湖南省中医药科技奖一等奖、中华中医药学会科学技术奖三等奖各1项。

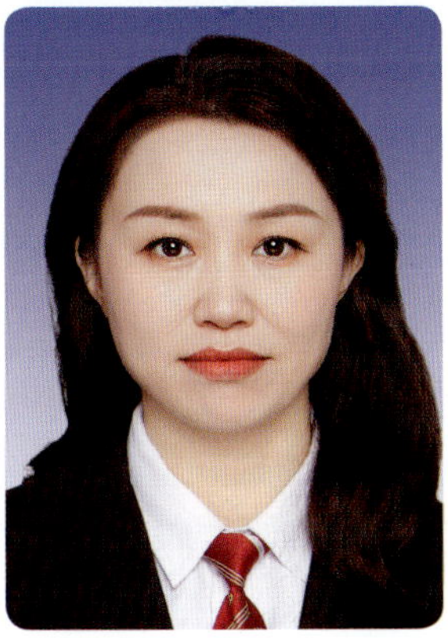

张　稳，中医学博士、博士后，主任医师、教授，博士研究生导师，博士后合作导师，湖南省首届临床型青年神农人才，长沙市卫健委高层次人才。现任湖南中医药大学第一附属医院党委委员、副院长，兼任中国中医药信息学会人才分会副会长、湖南省中医药和中西医结合学会全科专业委员会主任委员、全国名老中医药专家胡国恒传承工作室主任、首届全国名中医王行宽工作室骨干成员等职。

王 序

余祖籍江苏镇江，为南京中医学院（今南京中医药大学）第一届六年制本科毕业生，曾得吴考槃、周仲瑛等名家垂教；毕业后分配至湖南中医学院第一附属医院（今湖南中医药大学第一附属医院），复蒙湖湘中医五老之谭日强、夏度衡诸先生鞭策，渐悟医道之妙在于察微知著，辨证施治。余临证六十余载，目睹杂病迁延之苦，患者常辗转于多科多院，甚辄多地，终难获效。盖因杂病多端，非独一脏一腑之疾，而肝为五脏六腑之要，疏泄气机，调畅情志，藏血濡筋，其功能失调，则百病由生；且《尚书·洪范》载“一曰水，二曰火，三曰木，四曰金，五曰土”，肝应木而居三数，曲直条达，有“化生万物”之能。既承前贤宏论，又幸得博览众家，故余亦不揣浅陋，提出“杂病治肝”之论，实亦基于此，旨在为临床同仁提供一隅之见，冀能启迪思路，提携后学，造福病患。

一、杂病纲要：肝为枢机

《素问·灵兰秘典论》云：“肝者，将军之官，谋虑出焉。”此非仅言其调畅情志之功，更揭示其为全身气机升降之枢纽。肝主疏泄，若疏泄有度，则气血津液运行无碍，五脏六腑各司其职；若疏泄失常，则如枢机不利，气机郁滞，痰瘀内生，阴阳失衡。余观临床，糖尿病之“口渴善饥、情绪烦躁”，源于肝郁化火灼伤阴津；甲状腺疾病之“颈前肿胀、急躁易怒”，系肝火内盛、痰气交结所致；风湿病之“关节肿痛、肢体拘挛”，与肝郁气滞、痰瘀痹阻经络相关；肿瘤之“情志抑郁、脘腹胀满”，多因肝郁乘脾、气血瘀滞而成。凡此种种，皆以肝失疏泄为病机关键。

肝与他脏关系密切，如“肝木乘土”则脾胃失调，见腹胀便溏；“肝火犯肺”则咳喘痰鸣，见咽干呛咳；“心肝火旺”则心烦不寐，见失眠多梦。故杂病虽表现各异，但其本多在肝，治肝则能提纲挈领，调和五脏。

二、异病同治：辨证施治

“杂病治肝”非单一疏肝之法，需审证求因，辨证施治。余临证常分三纲：

1. 疏肝理气，调畅气机 适用于肝郁气滞之证。症见情志抑郁、胸胁胀痛、嗳气太息，或兼胃脘痞满、月经不调。方选柴胡疏肝散、逍遥散加减，常用柴胡、郁金、玫瑰花疏肝解郁，配伍白术、茯苓健脾益气，防疏肝太过耗伤脾气。

如瘿气(甲状腺功能亢进)初起,症见畏热汗出、心烦易怒,以柴芩清肝热,合沙参、麦冬养阴津,使肝气条达,郁热自除。

2. 清肝泻火,养阴柔肝 用于肝郁化火、灼伤阴津之证。症见口苦咽干、烦躁失眠、小便黄赤、舌红苔黄。治以清肝不忘养阴,方用丹栀逍遥散、滋水清肝饮化裁,药用黄芩、栀子、蒲公英清肝泻火,白芍、女贞子、墨旱莲养阴柔肝。若见消渴(糖尿病)口渴引饮、多食善饥,加知母、天花粉清热生津,兼顾肝胃;若见头痛目赤、耳鸣耳聋,加石决明、钩藤平肝潜阳,防肝火上炎。

3. 柔肝活血,化痰散结 针对肝郁日久,痰瘀互结之证。症见癥瘕积聚(如甲状腺结节、肿瘤)、肢体麻木、舌质紫暗或有瘀斑。治以柔肝散结、活血通络,方选一贯煎、失笑散加减,常用当归、白芍、鸡血藤养血柔肝,浙贝母、夏枯草、生牡蛎化痰散结,丹参、桃仁、红花活血化瘀。如瘿瘤(甲状腺结节),以逍遥散疏肝,合消瘰丸(玄参、浙贝母、牡蛎)软坚,加莪术、荔枝核增强化瘀之力。

三、治肝实脾:多脏调燮

"治肝先实脾",肝木易乘土,疏肝太过则耗伤脾气,故余用药恪守"疏不伤阴,补不碍滞"之则,注重肝脾同调、肝肾同治,多脏调燮。

1. 疏肝健脾,培土抑木 肝郁脾虚者,症见腹胀便溏、食少乏力、情绪低落,以柴胡疏肝散合参苓白术散,用柴胡、陈皮疏肝,党参、白术、山药健脾,麦芽、谷芽健胃消食。如消渴案中,患者纳食馨而无饥饿感,为肝郁克脾、胃热伤津,以六味地黄丸补肾,加白术、麦芽健脾疏肝,使肝木疏泄有度,脾土运化有权。

2. 滋补肝肾,乙癸同源 肝肾阴虚者,症见头晕目眩、腰膝酸软、潮热盗汗,以六味地黄丸为基础,加枸杞子、菟丝子、桑寄生滋补肝肾,知母、黄柏清虚热。如骨痹(骨关节病),肝肾亏虚致筋骨失养,用熟地黄、山茱萸、怀牛膝补肝肾、强筋骨,独活、威灵仙祛风除湿,共奏扶正祛邪之功。

3. 清肝和胃,降逆止呕 肝火犯胃者,症见胃脘灼痛、嘈杂泛酸、口苦口干,以左金丸(黄连、吴茱萸)清肝泻火,加竹茹、半夏和胃降逆,海螵蛸、煅瓦楞子制酸止痛。如瘿气兼胃脘不适,以柴胡、黄芩清肝,配陈皮、茯苓和胃,使肝火得清,胃气得降。

四、微观辨证:动态调治

杂病病情复杂,病机多变,须知"形无几,神变化",于此要遵仲景之训,当"观其脉证,知犯何逆,随证治之"。故余还倡"微观辨证",中西并参,临证尤重三辨：

1. 辨病与辨证结合 如消渴(糖尿病),西医以血糖升高为诊断标准,中医则需辨“肝郁化火”“气阴两虚”“阴阳两虚”等证。若见血糖高伴情绪烦躁、舌红苔黄,从肝郁化火论治,用柴胡、黄芩、黄连清热;若见神疲乏力、口干咽燥,从气阴两虚论治,用生脉散合六味地黄丸益气养阴。

2. 宏观与微观互参 结合现代检查指标调整治法。如甲状腺功能减退症,见促甲状腺激素(TSH)升高、畏寒乏力,为肾阳虚衰,以金匮肾气丸温补肾阳;若伴血脂升高、舌质紫暗,加丹参、山楂、荷叶活血化瘀、化浊降脂,临证时务必注重“微观辨证”,互参为要。

3. 扶正与祛邪兼顾 慢性病多虚实夹杂,需扶正不留邪,祛邪不伤正。如痛风急性发作,红肿热痛,以四妙散清热利湿,加土茯苓、萆薢、威灵仙通络止痛;缓解期则以六味地黄丸补肾,合归芪益气养血,以防湿浊再生。

本书是全国名中医传承工作室主任胡国恒教授,组织博士、硕士研究生及国家住培医师侍诊时整理余近年临床验案的汇集,涵盖消渴、瘿病、痹证、癌症等多系统杂病,五脏系统相关疾病脉案另有专著出版,届时可资互参。吾在病历撰写时,每案多已阐明辨证思路、治法方药,再加后整理据我诊余带教之时言叙而成按语,对于单一诊次尚有相关疏要,诸君均力求展现“杂病治肝”的临床实践,较为准确地阐述我遣方用药之法则与心得。书中既有对《内经》《伤寒论》《金匮要略》等经典古籍中医理论的继承,如“肝主疏泄”“肾主骨生髓”;亦有对现代疾病病机的新解,如“糖毒”“痰瘀痹阻络脉”等,冀能为中医同仁提供借鉴。

中医之生命力在于临床,“杂病治肝”非一成不变之法,需灵活变通,并参以“微观辨证”,因人而异,协同“多脏调燮”之法,方可运用自如。吾曾撰文《神而明之,存乎其人》以论学医、为医与传医之道,今得胡国恒、张稳、王小菊、吴彬才等诸君之努力,而成此编,有所发明,以冀传吾道之术;并愿后学者勤求古训,博采众长,结合临床实践,不断丰富和发展中医理论,使祖国传统中医药这一瑰宝薪火相传,造福苍生。

是为序。

王行宽

2025 年夏于长沙

前 言

余师从全国名中医王行宽教授三十余载，亲炙其学术思想与临证风范，深感其“杂病治肝”理论如中医宝库中的璀璨明珠，既植根于经典，又创新于实践，今有幸组织整理王老近年临床病案，编著《王行宽杂病治肝医案精解》，既是对恩师学术经验的系统梳理，亦是对中医杂病诊疗思路的传承发扬。值此书付梓之际，谨整理从师感悟与心得，与同道共勉。

一、师承渊源：感悟“杂病治肝”之真谛

二十世纪八十年代，余初入师门，王老师当时为医院大内科主任，虽主攻心血管疾病的中医药治疗，但亦见王老临证诊治糖尿病、甲状腺疾病、风湿病、恶性肿瘤等杂病时，常以“肝”为核心辨证，处方多以柴胡、白芍、当归等疏肝柔肝之药为君，每获奇效。曾问恩师：“杂病涉及五脏六腑，何以独重治肝？”王老答曰：“肝为刚脏，主疏泄，调气机，若肝失疏泄，则五脏气机逆乱，痰瘀湿浊内生，发为杂病。《素问·五常政大论》云‘木曰敷和’，肝之疏泄如常，则脏腑安和；若疏泄失常，则如树木枯槁，枝叶不荣。”此语令余茅塞顿开。

随师侍诊日久，渐悟“杂病治肝”非简单“疏肝解郁”，实乃“以肝为枢，调和五脏”整体观的体现。王老常言：“治肝如治水——疏浚河道则水行无阻，疏肝调气则气血自和。”其治糖尿病，不泥于“阴虚燥热”，而从“肝郁化火伤阴”立论，以柴胡、黄芩清肝，地黄、知母养阴；治甲状腺结节，以“肝郁痰瘀互结”为纲，用浙贝母、夏枯草化痰，丹参、莪术活血；治风湿病，则兼顾“肝郁气滞”与“肝肾亏虚”，以独活寄生汤合四逆散加减，疏肝通络与补肾壮骨并举。这种“异病同治，同病异治”的思辨，正是“杂病治肝”理论的精髓所在。

二、病案整理：传承临证智慧之艰辛

王老临证，每一脉案，均是亲自撰写，儒雅之风尽显于笔墨之间。其述如行云流水，平实中见典雅，严谨中蕴文章。案中引经据典，《内经》《伤寒论》《金匮要略》《丹溪心法》《古今医统大全》《医碥》《本草纲目》等古籍名句信手拈来，自然融入病机分析，毫无堆砌矫作之感。如论噎膈病机，以“恙由肝木犯胃，胃气不和，致使食管络脉气血逆调，痰瘀内生，久蕴酿毒，终而痰瘀气滞与毒互结恶变为癌，标实本虚”。寥寥数语，既揭病理关键，又含言辞之美；如

述瘿劳治法则言“益气养阴，疏肝理气，清泄郁热，安定神魂”，以骈句诠释医理，使条文顿生灵气，且遣词造句考究，描述化为生动意象，故王老医案兼具学术严谨性与文学感染力，读之如品古卷，余韵悠长。

本书收录的百余则病案，皆源自王老近些年的临床实录。整理过程历时三载，学生王小菊、吴彬才、张稳、范建民等诸多同志逐字誊写病历、核对方药剂量、梳理辨证思路，更需反复向王老请教病案中的诊疗细节。如整理“消渴合并肾病”一案时，王老针对患者“水肿与便秘并见”的矛盾证候，处以“六味地黄丸滋肾阴，五苓散利水湿，大黄黄连泻心汤清郁热”三方合璧，既滋阴又利水，既清热又通腑。王老释曰：“此乃‘肝失疏泄，水湿与燥热互结’，治当‘疏肝以调气机，滋肾以固根本，清热利水以祛标实’，三者缺一不可。”这番解析，让团队成员深刻体会到“杂病治肝”需辨清病机之主次，施药处方可灵动不拘。

为确保病案的真实性与学术价值，团队严格遵循“三审三校”原则：一审病历完整性，二审辨证逻辑性，三审方药配伍合理性。对部分疑难病案，还组织师门内部研讨，王老亲自批注“病机关键”“用药心法”，如在甲状腺功能减退案中批注：“甲减虽以阳虚为标，然其本在肝郁脾虚，治当疏肝健脾为先，佐以补肾，不可过用温燥伤阴。”这些批注，实为点睛之笔，使病案的学术内涵更为凸显。

三、学术精华：“杂病治肝”的实践路径

1. 肝为枢纽　王老认为杂病迁延日久，必致“肝失疏泄 - 气机郁滞 - 痰瘀内生 - 阴阳失衡”而为患。如糖尿病初期多为“肝郁化火”，见口渴、烦躁；中期“肝郁乘脾”，见腹胀、便溏；后期“肝肾同源”，多见腰膝酸软、水肿。故治糖尿病需“疏肝 - 健脾 - 补肾”次第为用，体现“肝为枢纽”的传变规律。

2. 立足肝脾　王老临证倡导“杂病治肝”，其熟谙王旭高“治肝三十法”，常抽空向学生讲授，然其在临床工作中主要将其概括为“疏肝、清肝、柔肝”等法，由博返约，而王老每法均兼顾脾胃：一者，疏肝不忘健脾，多以逍遥散、柴胡疏肝散为基础，加白术、山药“培土抑木”，适用于肝郁脾虚证，如甲状腺功能减退、慢性腹泻等病症；二者，清肝需兼养阴，常用丹栀逍遥散合二至丸，栀芩清肝热，女贞子、墨旱莲养阴津，适用于肝郁化火证，如甲亢、失眠等病症；三者，柔肝必佐活血，擅以一贯煎加丹参、鸡血藤、白芍、麦冬等柔肝育阴、活血通络，适用于肝阴亏虚夹瘀证，如类风湿关节炎、中风后遗症。

3. 方药特色　王老遣方用药，既遵古法，又刻求创新。疏肝喜用轻清之品，柴胡、玫瑰花疏肝而不耗气；薄荷、佛手理气而不伤阴。清肝善用甘寒之

药，黄芩、蒲公英清热而不伐胃；知母、天花粉润燥而不滋腻。柔肝常用血肉有情之味，阿胶、鹿角霜填精柔肝，适用于肝血亏虚证；牡蛎软坚散结，适用于痰瘀互结，如甲状腺结节、肿瘤等病症。

从现代医学角度观之，本书病案主要涵盖内分泌、免疫、神经等多系统疾病，虽病种各异，但"治肝"思路一以贯之。如：糖尿病案，以"肝郁热盛"立论，用柴胡、黄连清肝，地黄、麦冬养阴，黄芪、山药健脾，体现"肝-脾-肾"同调。甲状腺结节案，以"肝郁痰瘀"为纲，逍遥散疏肝，浙贝母、夏枯草化痰，莪术、桃仁活血，使"气顺痰消瘀散"。类风湿关节炎案，兼顾"肝郁气滞"与"肝肾亏虚"，独活寄生汤补肾壮骨，四逆散疏肝通络，共奏"疏肝益肾、活血止痛"之功。这些案例印证了"杂病治肝"理论的普适性与灵活性，为中医临床提供了"执简驭繁"的诊疗范式。

四、传承展望：让"杂病治肝"惠及更多学人患者

《灵枢·终始》云："传之后世，以血为盟，敬之者昌，慢之者亡。"中医药的传承，既要珍视古籍经典，更要重视临床实录。本书整理的病案，不仅是王老个人经验的总结，更是中医"整体观""辨证论治""三因制宜"的生动教材。愿读者能从中领悟"杂病治肝"的精髓，举一反三，多脏调燮，灵活应用于临床；更愿青年中医能沉潜经典，勤于实践，将老一辈中医的学术思想薪火相传。

最后，谨向王老致以崇高敬意！感谢诸学生同道在病案整理中付出的心血，感谢人民卫生出版社陈编辑的鼎力支持。

限于学识，书中难免疏漏，恳请同道斧正。

胡国恒

2025 年夏于长沙

目　录

一、糖尿病验案……1
(一) 验案……1
1. 2 型糖尿病(消渴)……1
2. 自身免疫性糖尿病(消渴)……11
(二) 述评:王老运用中医治疗糖尿病的整体观……12
二、甲状腺疾病验案……13
(一) 验案……13
1. 甲状腺功能亢进(瘿气)……13
2. 甲状腺结节(瘿瘤)……17
3. 弥漫性甲状腺肿大(瘿瘤)……21
4. 结节性甲状腺瘤(瘿瘤)……22
5. 甲状腺癌术后(瘿瘤)……24
6. 甲状腺瘤术后(瘿劳)……25
7. 甲状腺功能减退(瘿劳)……26
8. 桥本甲状腺炎(瘿劳)……27
(二) 述评:王老治疗甲状腺疾病整体观……29
三、风湿免疫病验案……31
(一) 验案……31
1. 雷诺综合征(血痹)……31
2. 膝骨关节炎、类风湿关节炎(膝痹)……32
3. 类风湿关节炎(尪痹)……33
4. 痛风病(痛风)……34
5. 退行性骨关节病(骨痹)……36
6. 骨质疏松(骨痿)……40
7. 高尿酸血症、链球菌感染(行痹)……41
8. 腰痛查因(虚证)……43
9. 干燥综合征(燥证)……45
(二) 述评:治疗风湿系统疾病整体观……49

四、癌症验案……52

（一）验案……52

1. 右上肺腺癌术后……52
2. 扁桃体癌（喉核癌）……59
3. 胆管癌……61
4. 胃癌术后……62
5. 食管神经内分泌肿瘤（噎膈）……64
6. 乳腺癌术后……65
7. 子宫内膜癌术后……67
8. 结肠癌……70
9. 结肠癌术后……72
10. 直肠癌术后……75
11. 睾丸癌术后……76
12. 膀胱癌术后……79
13. 淋巴瘤（恶核）……80

（二）述评：王老运用中医药治疗肿瘤的整体观……82

五、血液病验案……84

（一）验案……84

1. 急性髓系白血病（血极）……84
2. 骨髓增生异常综合征（血极）……86
3. 白细胞减少症（气极）……87
4. 贫血（虚劳）……88
5. 再生障碍性贫血（髓劳）……89

（二）述评：王老治疗血液系统疾病整体观……90

六、神经与精神疾病验案……92

（一）验案……92

1. 面神经炎（面风）……92
2. 自主神经紊乱（汗证）……93
3. 特发性震颤（颤振）……95
4. 眼型重症肌无力（痿证）……96
5. 吉兰 - 巴雷后遗症（急风）……98
6. 强迫症（郁证）……100

7. 情感障碍(郁证)……100
8. 抑郁焦虑症(郁证)……101
9. 神经性耳鸣(耳鸣)……111
10. 精神性口渴(渴证)……114
(二) 述评:王老治疗神经系统疾病整体观……116

七、其他疾病验案……119

1. 灼口综合征(燥证)……119
2. 慢性荨麻疹(瘾疹)……121
3. 胡萝卜素血症(萎黄)……122
4. 免疫抑制(虚证)……123
5. 双下肢动脉斑块形成(脉痹)……124
6. 唇炎(唇疮)……125
7. 口腔溃疡(口疮)……126
8. 脂溢性脱发(脱发)……130
9. 白发……131
10. 特发性水肿(水肿)……132

跋……135

一、糖尿病验案

（一）验案

1. 2型糖尿病（消渴）

【案1】尹某，男，74岁，2014年5月28日首诊。

患2型糖尿病12年，口干，纳食馨，无饥饿感，尿多，近日双下肢水肿，头不晕，无目眩，腰不痛，夜寐谧，胸闷，无心忡，大便偏干，日解一次，舌淡红，苔薄黄，脉弦细。BP 128/70mmHg。

西医诊断：2型糖尿病。

中医诊断治法：消渴。肾精气亏虚为本，心肝郁热为标，水湿不化，拟补肾益精，清肝泻心，滋阴润燥，淡渗水湿。

处方：百合20g，生地黄15g，知母10g，黄芪20g，山茱萸10g，山药20g，茯苓20g，泽泻10g，猪苓10g，牡丹皮10g，冬瓜皮20g，黄连5g，黄芩10g，天花粉20g，天冬15g，麦冬15g。10剂。每日1剂，水煎服，分早晚两次温服。

2014年6月11日二诊：双下肢水肿已消，双下肢发麻，口微渴，知饥，尿多，头不晕，目不眩，大便干结，日解一次，舌淡红，苔薄黄，脉弦细。

中医治法：肾精气亏虚，心肝郁热，气血不调，经络失利。拟补肾益精，清肝泻心，活血通络。

处方：百合20g，生地黄15g，知母10g，黄芪30g，山茱萸10g，山药20g，茯苓20g，泽泻10g，丹参15g，鸡血藤15g，怀牛膝10g，天花粉20g，天冬15g，麦冬15g，黄连5g，黄芩10g，豨莶草10g，冬瓜皮20g。10剂。每日1剂，水煎服，分早晚两次温服。

［按］糖尿病即为中医之消渴病，其临床表现多为多饮、多食、多尿，体重下降，三多一少的特殊临床表现；但由于当代检测手段与干预方式的改变，“三多一少”的临床症状亦已少见。

王老曾云：“消渴病虽有上中下消之分，然肝肾亏损、精气不足为其发病之本则无不相同。”此首先当赞仲景所创“肾气丸”开创由肾论治之先河，得后世医家推崇效仿。患者消渴多年，肾精气亏虚为本，心肝郁热为标，水湿不化，故以六味地黄丸为底方以补肾益精，方中干地黄、山茱萸、山药补其肾水之不足；茯苓、泽泻、牡丹皮泻其肾之湿浊，补泻并用，《医方论》谓其“大开大合，三阴并治”。王老虑其心肝郁热较重，故重用百合清心，黄连、黄芩燥湿清热，并改熟地黄为生地黄，郁热日久，易伤津液，故合二冬、天花粉润燥止渴，下肢水肿为水湿泛溢，仅茯苓、泽泻淡渗利湿之效不足，故配猪苓、冬瓜皮利水消肿。

二诊口干已减，水肿已消，下肢发麻，此为气血不调，经络失利，故加鸡血藤、豨莶草、怀牛膝以活血通络，强膝健骨。

王老写病案，行云流水，一气呵成，无论是何种危重疑难杂病之病案，均是刻诊即就。该案即有以下特点：

第一，辨证层次清晰，紧扣本虚标实。该案本虚乃“肾精气亏虚”，74岁高龄患者，糖尿病久病及肾，“尿多、脉细”为肾虚失固、封藏失职的典型表现，符合消渴病“久病及肾”的病机演变规律。标实为“心肝郁热，水湿不化”，“口干、苔薄黄、脉弦”提示肝郁化热，灼伤津液；“胸闷、双下肢水肿”为心肝郁热波及血分，兼水湿内停之象，体现了对老年患者“多脏腑受累”特点的把握。

第二，症状与病机的动态关联。“纳食馨而无饥饿感”为肝郁克脾、胃热伤津的矛盾表现：既非单纯胃热亢盛，也非脾虚不运，而是肝脾不和、胃津受损的复杂病机；“大便偏干”与“水肿”并见，提示热伤津液与水湿内停并存，为滋阴与利水并用提供了依据。

该患者两诊次均以六味地黄丸为基础补肾滋阴，去熟地黄之滋腻，加知母、天花粉增强清热生津之力；合五苓散利水渗湿，加冬瓜皮加强消肿功效；并借用黄连解毒汤（黄连、黄芩）清泻心肝火，百合知母汤（百合、知母）清心除烦，针对“胸闷”“苔黄”。

【案2】顾某，女，33岁，2018年1月30日首诊。

发现血糖超标2年余，当时并无“三多一少”症状，后因控制饮食而见体重减轻，经降糖治疗1个月后血糖正常，而停药1年余，月前“三多一少”症状不著，舌淡红，苔薄黄；关脉弦细，尺脉沉细。今日糖化血红蛋白7.9%。

西医诊断：2型糖尿病。

中医诊断治法：消渴。消渴为病，无典型症状为何辨证？经曰：“有者求之，无者求之。”何为求之？其方法有二，一为识得病体，某一病变必有其发病之主因及病机关键，消渴之病机关键为肾精气亏虚，气不化津，燥热内生，故执守补肾益精，清热润燥，即抓住治疗之契机；二为“平脉辨证”，此辨证法，创始于仲景，患者两脉尺部沉细者示肾精气亏虚，关上脉小者气阴不足，弦者肝木偏热，寓数意者，燥热之象也。故拟补肾益精，清肝泻心，滋阴润燥。

处方：西洋参 5g，天冬、麦冬各 15g，生地黄 15g，山药 20g，山茱萸 10g，牡丹皮 10g，茯苓 10g，泽泻 10g，柴胡 10g，黄连 5g，黄芩 10g，天花粉 20g，石斛 15g，葛根 20g，百合 20g，知母 10g。10 剂。每日 1 剂，水煎服，分早晚两次温服。

［按］糖尿病患者而无“三多一少”的症状临床十分常见，王老认为其病机多责之于肝肾亏损，阴津暗耗，阴津暗耗于内，故无“三多一少”表现于外，若不及时诊治，日久阴伤显著，津伤燥热之象定会浮现。患者肾精亏虚，气阴不足，肝木郁热，燥热内生，故以六味地黄汤三补三泻滋阴补肾，利湿化浊，西洋参、二冬益气养阴，清代医家黄元御言：“消渴者足厥阴之病也……故上病消渴，缘风火合邪，津血耗伤，是以燥渴也。”故加柴胡、黄连、黄芩、天花粉、石斛、知母，清肝泻火，滋阴润燥，再配葛根芩连汤清阳明之热，百合清心宁神。

该案有一个辨证亮点，可示后学者：**无症求因，脉证结合，精准定位**。该患者虽无典型“三多一少”症状，但糖化血红蛋白 7.9% 提示糖代谢异常，辨证紧扣“消渴病机关键为肾精气亏虚，气不化津，燥热内生”。本虚为“肾精气亏虚”，脉尺部沉细为肾气不足、封藏失职的明证；标实为“气阴不足、肝木偏热、燥热内生”，关上脉小示气阴亏虚，脉弦寓数意反映肝热与燥热，通过“平脉辨证”，全面把握患者病机，打破“无典型症状即无证可辨”的局限，体现“有者求之，无者求之”的辨证思想。“有者求之”指对有明显症状的疾病，要从症状入手探求病因病机；“无者求之”指对症状不明显的疾病，需从其他方面如脉象、体质等寻找病因病机。

【案 3】许某，男，44 岁，2018 年 11 月 28 日首诊。

口微渴，无饥饿感，头不晕痛，无目眩及耳鸣，夜寐易醒，大便软溏。舌淡红，苔薄黄，脉细弦。BP 132/78mmHg（服药控制）。

既往：高血压病病史，服药控制，血压基本稳定。

西医诊断：2 型糖尿病；高血压病。

中医诊断治法：消渴；风眩。肝肾亏虚，肝阳已近平潜，燥热未清。拟益肾平肝，清热润燥。

处方：西洋参 10g，天冬 15g，麦冬 15g，石斛 15g，蒺藜 10g，熟地黄 15g，天麻 10g，钩藤 15g，山茱萸 10g，山药 20g，茯神 15g，泽泻 10g，天花粉 20g，牡丹皮 10g，黄芪 20g。14 剂。每日 1 剂，水煎服，分早晚两次温服。

2018 年 12 月 19 日二诊：药后相安，心忡间作，口微干。舌淡红，苔薄黄，脉细弦。BP 134/92mmHg，ECG：T 波多导联低平。

中医治法：上方合拍，增加豁痰化瘀、通利之品。

处方：天麻 10g，钩藤 15g，蒺藜 15g，石决明 15g，熟地黄 15g，山茱萸 10g，

山药 20g,丹参 10g,茯苓 10g,泽泻 10g,石韦 15g,天花粉 20g,黄连 5g,法半夏 10g,瓜蒌皮 10g,天冬 15g,麦冬 15g,西洋参 5g,石斛 15g。14 剂。每日 1 剂,水煎服,分早晚两次温服。

2018 年 12 月 29 日三诊:病症稳定,心忡不适间作。舌淡红,苔薄黄,脉细弦。BP 132/80mmHg。

中医治法:原法出入,加强宁心定悸。

处方:上方加茯神 15g,柏子仁 10g。14 剂。每日 1 剂,水煎服,分早晚两次温服。

2019 年 1 月 16 日四诊:血糖偏高,时发心忡,心跳快,易汗出。舌淡红,苔薄黄,脉细弦。

中医治法:原法出入。

处方:西洋参 8g,天冬 15g,麦冬 15g,五味子 5g,石决明 15g,熟地黄 15g,山茱萸 10g,山药 20g,茯神 15g,泽泻 10g,柴胡 10g,黄芩 10g,天花粉 20g,炒酸枣仁 10g,制远志 5g,浮小麦 20g。10 剂。每日 1 剂,水煎服,分早晚两次温服。

2019 年 1 月 28 日五诊:心忡、汗出改善,血糖正常,高值为主。舌淡红,苔薄黄,脉细弦。

中医治法:原法出入。

处方:上方加石斛 15g。14 剂。每日 1 剂,水煎服,分早晚两次温服。

2019 年 2 月 22 日六诊:心忡偶烦,汗出已敛,颈不胀,右上肢胀痛。舌淡红,苔薄黄,脉细弦。

中医治法:原法出入。

处方:西洋参 10g,黄芪 20g,葛根 20g,片姜黄 10g,天冬 15g,麦冬 15g,石斛 15g,熟地黄 15g,山茱萸 10g,山药 20g,石决明 15g,威灵仙 10g,丹参 10g,柴胡 10g,黄芩 10g,天花粉 20g,炒酸枣仁 15g,茯神 15g。14 剂。每日 1 剂,水煎服,分早晚两次温服。

[按]消渴者多以肾精匮乏为本,燥热内生为标,风眩则多以肝肾阴亏为本,肝阳上亢为标,病虽有二,一源二歧,一源肝肾亏虚,二歧者一为燥热内生,一为水不涵木,肝阳上亢。此患者亦然,血糖不稳时血压亦升高,此因燥热内生、肝阳上亢所致。故予六味地黄汤补肾益阴,天麻、钩藤、蒺藜平肝抑阳以治风眩,张锡纯认为肝木气温喜条达,黄芪之性温而上升,同气相求,故用黄芪以补肝气之虚,石斛、二冬、天花粉清热润燥止咳,合西洋参益气养阴标本兼治。精准把握核心病机,本虚为"肝肾亏虚",44 岁虽非高龄,但脉细弦提示肝肾不足,肝藏血,肾藏精,肝肾亏虚则精血不足,机体失养;标实为"燥热未清",口微渴系燥热伤津之征,舌淡红、苔薄黄印证燥热内蕴,打破

"消渴必见三多一少"的局限，紧扣"肝肾亏虚为本，燥热未清为标"的复合病机。

二诊，心忡间作，此痰瘀内阻心络，心失所养而忡，故加丹参、法半夏、瓜蒌皮豁痰化瘀，再配石韦通淋排石。治法延续与拓展并重，坚守首诊"益肾平肝、清热润燥"核心，因"上方合拍"，新增"豁痰化瘀、通利"治法，针对"痰瘀阻络、心脉不畅"新标，形成"益肾填精固根本，平肝清热护肝魂，豁痰化瘀通心脉"的三维治法，体现"守其常，通其变"。

三诊随症加减，基础方稳定，新增药物直击要点，保留二诊全部药物，延续对"肝肾亏虚、燥热未清、痰瘀阻络"的治疗，确保核心病机的持续改善；新增茯神 15g、柏子仁 10g，茯神既能健脾渗湿又能宁心安神，柏子仁养心安神、润肠通便，二者针对性增强宁心定悸之力，缓解心忡不适。

四诊在"肝肾亏虚、燥热未清"基础上，进一步识别"气阴耗伤"这一演变，认识到糖尿病久延易致"气虚不固、阴虚内热"，血糖偏高与气阴不足、糖代谢失常相关，汗出、心忡为气阴耗伤的外在表现，体现对"虚-热-耗-变"病程规律的把握。患者佳节食多，血糖偏高，时发心忡，易汗出，此为肾精匮乏，气阴不足，营卫失和，仍以六味地黄汤打底补肾填精，合生脉散益气阴；柴胡、黄芩疏肝泻热，缘于"汗亦责肝之疏泄"；浮小麦益气敛汗；炒酸枣仁、远志养心安神。

上方见效，微调巩固，精准清除余邪。基础方稳定，新增药物强化润燥，加强滋阴生津，保留四诊全部有效药物，延续对"肝肾亏虚、气阴不足"的治疗，确保疗效巩固；仅新增石斛 15g，其味甘性微寒，善滋阴生津、清退虚热，针对"燥热未净、血糖高值为主"，既增强清热润燥之力，又不滋腻碍胃，与方中其他药物无冲突，体现"少而精"的调方原则。

六诊，加威灵仙宣风通气，片姜黄活血通络，葛根通督，治其上肢胀痛。因"右上肢胀痛，心忡偶烦"是较前临床症状出现的一个重要变化，在核心病机基础上识别"经络瘀阻"新兼证，通过新增益气通络药（黄芪、葛根、片姜黄等），在延续益肾、清热、安神的同时强化疏通经络。

整个过程既守核心病机，又随新症拓治法，体现中医"整体调治、动态应变"的智慧，为糖尿病复杂症状的精细化管理提供范例。

【案 4】彭某，男，70 岁，2017 年 5 月 22 日首诊。

口渴欲饮近 1 年，纳馨，尿频，体重减轻 5kg，头不晕，目不眩，腰不痛，夜寐谧，大便成形，手足不麻。舌淡红，苔薄黄，脉弦细。BP 130/68mmHg，今日 FBS 13.3mmol/L，尿糖（++）。

西医诊断：2 型糖尿病。

中医诊断治法：消渴。肾精气亏虚为本，心肝郁热移易于肺胃为标，标本同治，拟补肾益精，清肝泻心，滋阴润燥。

处方：西洋参5g，黄芪20g，天冬、麦冬各20g，熟地黄15g，山茱萸10g，山药20g，牡丹皮10g，茯苓10g，泽泻10g，黄连5g，黄芩10g，天花粉20g，寒水石15g，百合20g，知母10g。7剂。每日1剂，水煎服，分早晚两次温服。

2017年6月1日二诊：口渴尿频显减，舌淡红，苔薄黄，脉弦细。示燥热获清彻之理，续原法循序渐进。

中医治法：原法出入。

处方：西洋参5g，黄芪20g，天冬、麦冬各20g，熟地黄15g，山茱萸10g，山药20g，牡丹皮10g，茯苓10g，泽泻10g，黄连5g，黄芩10g，天花粉20g，寒水石15g，百合20g，知母10g。14剂。每日1剂，水煎服，分早晚两次温服。

2017年6月13日三诊：口渴尿频续减，舌淡红，苔薄黄，脉弦细。效方续进。

中医治法：原法出入。

处方：西洋参5g，黄芪20g，天冬、麦冬各20g，熟地黄15g，山茱萸10g，山药20g，牡丹皮10g，茯苓10g，泽泻10g，黄连5g，黄芩10g，天花粉20g，寒水石15g，百合20g，知母10g。14剂。每日1剂，水煎服，分早晚两次温服。

2017年11月20日四诊：目前血糖已正常，口渴减轻，稍现饥饿，右足麻木。舌淡暗红，苔薄黄，脉弦细。续补肾益精，清热润燥，活血通络。

中医治法：原法出入。

处方：西洋参5g，黄芪20g，熟地黄15g，天冬、麦冬各15g，山茱萸10g，天麻10g，钩藤15g，蒺藜15g，山药20g，天花粉20g，丹参10g，鸡血藤15g，豨莶草10g，石斛15g。14剂。每日1剂，水煎服，分早晚两次温服。

［按］《金匮要略·消渴小便不利淋病脉证并治》曰："男子消渴，小便反多，以饮一斗，小便一斗，肾气丸主之。"小便频多者，后世医家以"下消"或"肾消"名之，叶氏认为，消渴之病不越阴亏阳亢，津涸热淫。王老常读叶师之作，继承发展其理念，上消中消责于肝之郁热移于肺胃。此患者亦然，其核心病机为"肾精气亏虚为本，心肝郁热移易于肺胃为标"。70岁高龄，肾精气渐衰，"尿频"系肾失封藏、固摄失职，为"肾亏为本"的典型表现；"口渴欲饮近1年""苔薄黄"是心肝郁热移于肺胃，燥热伤津之象，肺燥则渴，胃热则消；体重减轻5kg因燥热耗伤津液气血，符合"消渴日久，体重减轻"的规律，脉弦细呼应肝肾不足、燥热内蕴。把握"肾亏为本，热扰肺胃"的核心病机，故首诊以六味地黄汤打底，合西洋参、二冬益气养阴，黄连、黄芩清热护阴。寒水石，《本草求原》谓其能治心肾实热，百合、知母养阴清热。

"FBS 13.3mmol/L，尿糖（++）"印证燥热伤津、糖失代谢，与肾不固摄、肺胃燥热直接相关；“纳馨”非胃虚，反为胃热潜在亢盛（“胃热则消谷”）；“夜寐谧、头不晕、腰不痛”提示病情尚在中早期，未累及心神、清阳、腰膝，体现“肾-肝-心-肺-胃”的脏腑递进关联，突破单一脏器“阴虚燥热”的局限。守方增效，巩固“标本同治”成果。继续沿用“补肾益精、清肝泻心、滋阴润燥”核心治法，因“效方续进”，前期治法精准契合病机。通过持续治疗，进一步巩固“补肾以固根本，清热以除病源，润燥以复津液”的成效，形成“步步为营，稳中求进”的调治策略，避免频繁更方打断治疗进程，体现“效不更方，守方待功”的原则。且后两诊口渴尿频减轻，此肾水之源得补，燥火得清之势。

四诊见右足麻木，其因大致有二，一为燥热内炼营阴而致瘀，二为津亏血少，不荣而痹，减利水之品固护津液，此为“津血同源”之理，配天麻、钩藤平肝阳，利肝气；保留熟地黄、山茱萸、山药等益肾药，天冬、麦冬、天花粉、石斛等清热润燥药，延续核心治疗；删减黄连、黄芩等苦寒清热药（因燥热大减），新增天麻、钩藤、蒺藜平肝通络，丹参、鸡血藤、豨莶草活血通络，针对性解决右足麻木，西洋参、黄芪持续益气。全方补而不腻，通而不伤，体现“通络需益气，益肾助通络”，精准加减，靶向应对新老病机。

【案5】潘某，男，60岁，2015年3月30日首诊。

患糖尿病10余年。经诊治现“三多一少”症状不明显，血糖亦接近正常。无关节疼痛，头不晕，目不眩，耳不鸣。颈胀，腰不痛，夜寐梦扰，纳食馨，无呕恶，大便偏干，欠畅，日解一次，手足不麻。舌淡红，苔黄，脉弦细。BP 176/92mmHg。血常规正常，尿糖(+)，余可。肾功能，Cr 143μmol/L，BUN 6.9mmol/L。既往有痛风、高血压、肾功能不全病史。

西医诊断：2型糖尿病。

中医诊断治法：消渴。属肝肾亏虚，燥热偏盛；肝阳偏亢；肾气虚衰，水湿不化，变生湿热及溺毒，蕴藏于肾。治拟益肾平肝，清热润燥，清除溺毒及湿热。

处方：天麻10g，钩藤15g，蒺藜15g，熟地黄15g，山茱萸10g，山药20g，牡丹皮10g，茯苓10g，泽泻10g，石决明20g，天花粉20g，黄连5g，黄柏10g，炒苍术10g，熟大黄5g，怀牛膝10g，天冬15g，麦冬15g。30剂。每日1剂，水煎服，分早晚两次温服。

2015年5月4日二诊：目前无明显不适，大便偏软，一两日一次。舌淡暗红，舌苔白腻，脉弦细。

中医治法：肝肾亏虚为其发病之主因则无不同，然其异者，一为燥热内生，一为水不涵木，肝阳上亢；一为肾气虚衰，水湿不化变生湿热稽留骨络，甚则酿生热毒，变生“溺毒”潜藏于营血。复查结果示其病尚未获改善，释其缘由，恐与通腑泄毒力逊有关。

处方: 天麻 10g,钩藤 15g,蒺藜 15g,熟地黄 15g,山茱萸 10g,山药 20g,牡丹皮 10g,茯苓 20g,怀牛膝 10g,石决明 20g,生牡蛎 20g,天花粉 20g,黄柏 10g,炒苍术 10g,生大黄 10g,紫苏叶 5g,黄连 5g,泽泻 10g。30 剂。每日 1 剂,水煎服,分早晚两次温服。

2015 年 6 月 8 日三诊:药后相安,仍无明显不适。大便偏软,日解一次。舌淡暗红,舌苔薄黄,脉弦细。BP 150/80mmHg。肾功能,Cr 143.2μmol/L,BUN 6.90mmol/L。

中医治法: 检查结果虽示有所改善,然仍未达通腑泄毒之要求。

处方: 天麻 10g,钩藤 15g,蒺藜 15g,熟地黄 15g,山茱萸 10g,山药 20g,牡丹皮 10g,茯苓 20g,怀牛膝 10g,石决明 20g,生牡蛎 20g,天花粉 20g,黄柏 10g,炒苍术 10g,生大黄 10g,紫苏叶 5g,黄连 5g,泽泻 10g,瓜蒌 20g。30 剂。每日 1 剂,水煎服,分早晚两次温服。

2015 年 7 月 3 日四诊:目前无明显不适。大便成形,日解一次。舌淡红,舌苔薄黄,脉细弦。BP 138/80mmHg。

中医治法: 继续加强通腑泄毒。

处方: 天麻 10g,钩藤 15g,蒺藜 15g,熟地黄 15g,芦荟 5g,大黄 10g,紫苏叶 5g,黄连 5g,山药 20g,牡丹皮 10g,茯苓 10g,泽泻 10g,天花粉 20g,瓜蒌 30g。30 剂。每日 1 剂,水煎服,分早晚两次温服。

2015 年 8 月 17 日五诊:药后相安,无明显不适。舌淡红,舌苔薄黄,脉细弦。BP 138/80mmHg。肾功能,Cr 145.1μmol/L,BUN 5.77mmol/L。尿常规、血糖均正常。

中医治法: 肾精气亏虚,化湿淡渗无力,水湿变生溺毒或湿热内蕴于营血,加强清热利湿泄毒。

处方: 天麻 10g,钩藤 15g,蒺藜 15g,熟地黄 15g,山茱萸 10g,丹参 10g,茯苓 20g,泽泻 10g,炒苍术 15g,黄柏 15g,白芥子 10g,黄芪 20g,生大黄 10g,紫苏叶 5g,黄连 5g,女贞子 10g,枸杞子 10g,沙苑子 15g,瓜蒌 20g。30 剂。每日 1 剂,水煎服,分早晚两次温服。

2015 年 9 月 21 日六诊:药后相安,无明显不适。肾功能,Cr 121.2μmol/L,BUN 7.0mmol/L。

中医治法: 恙由肾精气亏虚为本,燥热为标;肾虚封藏失职,营精暗泄,水湿不化,一者易变生溺毒,一者则化作湿热。二者均潜藏于营,毒害脏腑,稽留于关节经络;肾虚水不涵木,肝阳偏亢,风眩乃生。故治以益肾平肝,清热润燥,泄毒通利,使此等内生之邪从二便清泄。

处方: 天麻 10g,钩藤 15g,蒺藜 15g,熟地黄 15g,山茱萸 10g,丹参 10g,茯

苓 20g，泽泻 10g，炒苍术 15g，黄柏 15g，白芥子 10g，黄芪 20g，生大黄 10g，紫苏叶 5g，黄连 5g，女贞子 10g，枸杞子 10g，沙苑子 15g，瓜蒌 30g，玄参 10g。30 剂。每日 1 剂，水煎服，分早晚两次温服。

2015 年 10 月 26 日七诊：药后相安，舌淡暗红，舌有裂纹，苔少，脉细弦。肾功能，Cr 118.1μmol/L，BUN 7.08mmol/L。

中医治法：迭以益肾平肝，清热润燥，清泄溺毒治疗，为时半年许，其血压已正常，临床症状亦不明显。示原法有效，循序再进。

处方：天麻 10g，钩藤 15g，蒺藜 15g，熟地黄 15g，山茱萸 10g，山药 20g，牡丹皮 10g，茯苓 20g，泽泻 10g，紫苏叶 5g，黄连 5g，生大黄 10g，瓜蒌 30g，玄参 15g，炒苍术 10g，黄柏 10g，车前子 10g，女贞子 10g，枸杞子 15g。30 剂。每日 1 剂，水煎服，分早晚两次温服。

［按］《经》云："有者求之，无者求之"，何为求之？

王老以为其法有二：一为识得病体，某一病变必有其发病之主因及病机关键，消渴之病机关键为肾精气亏虚，气不化津，燥热内生，故执守补肾益精，清热润燥，即抓住治疗之契机；二为"平脉辨证"，此创于仲景，独取寸口，左右寸关尺各候脏腑，浮沉弦等能辨阴阳。

该案多病机交织，王老在评按中强调要把握"肝肾亏虚、燥热肝亢、肾衰湿毒"核心。糖尿病 10 余年，久病及肾，"肝肾亏虚"为根本，肾气虚衰则水湿不化，变生湿热、溺毒，肾功能检查 Cr 143μmol/L、BUN 6.9mmol/L，印证肾衰溺毒；"苔黄、大便偏干"为燥热偏盛；BP 176/92mmHg、脉弦细示"肝阳偏亢"，颈胀与肝阳上扰、经络不畅相关，形成"虚 - 热 - 湿 - 毒 - 亢"的多维病机。其肝肾亏损，燥热内生发为消渴，肝阴不足，肝阳上亢发为风眩，水湿不化，湿毒溺毒蕴藏于肾则发为肾衰。故以六味地黄汤补肝肾，祛湿浊，天麻、钩藤、蒺藜、石决明抑肝木，潜肝阳，黄柏、炒苍术、牛膝，此为三妙散，苦燥下焦湿热，酌加熟大黄泻其湿毒，天花粉、天冬、麦冬润燥滋阴。

中医识病讲究标本，治疗时要守本强标，二诊时，王老此案强化"通腑泄毒、利湿化浊"力度，将熟大黄换为生大黄并加量，是应对溺毒的关键调整。熟大黄经炮制后苦寒之性减弱，泻下作用缓和，更适用于轻度热毒或需长期缓泻之证；生大黄苦寒之性强，通腑泄浊、清热解毒之力更峻，能直接刺激肠道蠕动，通过"通腑"途径加速溺毒（尿素氮、肌酐等代谢废物）从肠道排出，契合"六腑以通为用""浊阴出下窍"的理论，针对性解决肾气虚衰导致的"溺毒蕴藏于肾"。缘湿热溺毒内藏营血，熟大黄 5g 通腑泄毒之力逊，故改用峻下之生大黄 10g，酌加紫苏叶，此有叶氏"入营犹可透热转气"之妙，血压仍未改善，加生牡蛎重镇之品潜阳。

三诊，指标改善，原法出入。但前述大黄之用，该案继续使用，且新增瓜蒌助通腑。生大黄用法延续：因二诊换用生大黄后虽未达预期，但已显初步成效，且“药后相安”无不良反应。其通腑泄浊作用持续针对溺毒，与黄柏、苍术协同清除湿热，为肾功能改善提供基础，印证“效不更方，适度强化”原则。新增瓜蒌增效，其既能清热润燥，改善舌苔薄黄所示的燥热残留，又能宽胸润肠，助生大黄通腑泄毒。瓜蒌与大黄配伍，增强肠道蠕动，使腑气通而不燥，避免单纯大黄泻下可能导致的肠道津伤，形成“通腑＋润燥”的良性循环，提升溺毒清除效率。

四诊，血压已近平稳，减质重之石决明、牡蛎，以防久服碍胃，再加芦荟增强通腑泻毒。此通腑策略升级，通过芦荟与大黄协同、瓜蒌加量，既增强泄毒力度，又兼顾润燥护肠。无明显不适却仍加强通腑，体现中医“治未病”思想，不因症状隐匿而放松病理产物清除；芦荟与大黄的“轻泻”组合，较单纯加大大黄剂量更温和，适合长期调治，避免峻下伤脾，印证“慢性病泄毒需缓攻，攻邪需护正”的原则。血压稳定、大便成形为通腑泄毒提供良好基础，治法调整既尊重疗效，又直面残留病机，为慢性病持续管理提供范例。

五诊，肌酐仍升高，王老认为湿毒难清应究其肾精亏虚，水湿不化，持续化生湿浊溺毒，故加女贞子、枸杞子、沙苑子补肾精，白芥子散经络之痰湿溺毒。此标本兼顾，强化“益肾－利湿－泄毒”协同之法。治法重点转向“加强清热利湿泄毒”，因“化湿淡渗无力”是当前核心矛盾。通过黄芪、熟地黄等益肾补气，增强化湿动力；炒苍术、黄柏等强化清热利湿，阻断湿毒生成；生大黄持续泄毒，形成“益肾强动力－利湿断毒源－泄毒清蓄积”的三阶策略。同时保留平肝药稳定血压，丹参活血助泄毒，体现“扶正以祛邪，祛邪以安正”的整体思路，清热利湿与益肾填精并行，避免利湿伤肾、泄毒耗气。

六诊时肾功能 Cr 降至 121.2μmol/L，提示溺毒清除初见成效，治法延续益肾平肝、清热润燥、泄毒通利，使内生之邪从二便清泄。处方在五诊基础上，将瓜蒌从 20g 增至 30g，增强润肠通腑之力，助溺毒排出；新增玄参 10g，其味甘、苦、咸，性微寒，能滋阴降火、解毒散结，既助熟地黄等滋补肾精，又可清除残留燥热，针对燥热未净之标。其余药物如天麻等平肝药、熟地黄等益肾药、丹参等活血药、苍术等燥湿药均保留，延续前期有效配伍。

七诊，肌酐得降，原法加减。Cr 显著下降标志“益肾泄毒”策略成效稳固，玄参既清热又滋阴，契合“燥热为标”，防止利湿泄毒过程中的阴伤；瓜蒌加量强化“通腑泄毒”的肠道路径，与茯苓、泽泻的“利湿泄毒”尿路路径形成“二便分消”的邪出通道。这种“益肾强本以杜邪源，通利二便以祛邪实”的思路，强调“内生之邪需有出路”，为糖尿病肾病等慢性病的后续治疗提供“巩固成效，防复燃”的范例。

【案 6】向某，女，50 岁，2016 年 4 月 24 日首诊。

口渴，不伴饥饿感，夜寐不谧，颈项不舒，舌淡红，苔薄黄，脉弦细。BP

125/75mmHg。既往有 2 型糖尿病、颈椎病病史。

西医诊断: 2 型糖尿病。

中医诊断治法: 消渴。消渴初起,燥热偏盛,心肾不交,肝木失疏,筋膜郁滞,督脉失利。拟补肝肾,益精气,清燥热,通督脉,疏肝木。

处方: 黄芪 20g,当归 10g,白术 10g,白芍 10g,熟地黄 15g,川芎 10g,柴胡 10g,天冬 15g,麦冬 15g,山茱萸 15g,山药 20g,茯神 15g,炒酸枣仁 15g,葛根 20g,片姜黄 10g,制远志 10g,西洋参 10g。10 剂。每日 1 剂,水煎服,分早晚两次温服。

[按]50 岁女性患者,正处于围绝经期,肝肾渐虚,“补肝肾,益精气”为治本之需;“口渴,苔薄黄”系燥热偏盛、伤津耗液,为消渴初起的典型标实;“夜寐不谧”因心肾不交,肾水不能上济心火,心神失宁;“颈项不舒”与颈椎病病史相关,属“肝木失疏、筋膜郁滞、督脉失利”,肝主筋、督脉行于颈背,肝郁则筋脉不畅,督脉失利则颈项不适,脉弦细呼应肝肾不足、肝郁燥热。王老认为本患者属肝血亏虚,肾精衰弱,颈项有督脉循行,督脉不利,颈项则僵,又有肝木失于疏泄,筋为肝之所主,故筋膜郁滞,气血郁而不畅故见颈项不舒,兼有消渴初起,燥热偏盛,肾水偏虚,肾水不能上济心火,阴不潜阳,入夜难眠。故以四物汤起手,补肝血以缓筋之挛急,黄芪、白术补气生血,柴胡疏肝而解筋膜郁滞,加六味地黄汤之三补,熟地黄、山药、山茱萸补肝肾益精血,葛根升津通督,二冬、西洋参凉补气阴,茯神、炒酸枣仁、制远志配合补肾之品以交通心肾,丹溪弟子戴原礼谓姜黄“其能理血中之气”,故酌配以行血气。该患者临床病症较多,多病机交织,但把握“燥热 - 心肾 - 肝督”核心关联,即可迎刃而解。

2. 自身免疫性糖尿病(消渴)

李某,男,51 岁,2019 年 5 月 24 日首诊。

血糖超标 3 年余,经住院检查确诊为成人隐匿性自身免疫糖尿病。已注射胰岛素治疗,血糖已获控制。四肢发凉伴发麻一周余,目前“三多一少”症状不著,四肢发凉,头晕,目不眩,耳鸣,腰痛,寐不谧,大便成形,舌淡红,苔薄黄,脉细弦。

西医诊断: 自身免疫性糖尿病。

中医诊断治法: 消渴。肝肾亏虚,精气不足,燥热已获清彻。糖毒不化,变生为痰湿瘀阻于经络血脉。拟补肝肾,益精气,祛痰湿,活血通络。

处方: 西洋参 10g,黄芪 30g,当归 10g,天冬 15g,麦冬 15g,炒苍术 10g,玄参 10g,生地黄 15g,熟地黄 15g,白芍 10g,川芎 10g,天花粉 20g,丹参 10g,鸡血藤 15g,三七 3g,姜黄 10g,胆南星 5g,豨莶草 10g,桃仁 10g。10 剂。每日 1

剂，水煎服，分早晚两次温服。

［按］“物之能害人者皆谓之毒”，凡迫害人之物均可以“毒”名之，故王老在治疗由糖尿病引起的周围神经病变、动脉粥样硬化，喜以“糖毒”为主要致病因素论治，该患者确诊糖尿病，以胰岛素治疗，这也是当下糖尿病重要治疗方案之一，其病已3年余，开始出现肢体麻木，属于糖尿病并发症。王老认为该案需注意“糖毒”为患，对于这一期间消渴的精准调治，体现“防并发症”的“治未病”理念。病机认识：从“燥热伤津”到“痰瘀阻络”的阶段跨越，精准把握自身免疫性糖尿病的病机转型。在燥热控制后，重点关注“糖毒变生痰湿瘀阻”这一并发症前期表现，王老认为肝肾亏虚是痰瘀产生的根源，四肢发凉发麻是神经血管受累的信号，体现“未病先防，既病防变”，突破“仅控血糖”的局限。且张璐曰“四物为阴血受病之专剂”，病入血脉，故以四物汤打底，配合丹参、鸡血藤、三七、姜黄、桃仁化血脉之瘀滞，酌予苦辛凉之胆南星以化痰热，配合苦辛温之苍术燥湿化痰并举，西洋参、黄芪、二冬、天花粉、玄参益气阴，生津液。

（二）述评：王老运用中医治疗糖尿病的整体观

1. 病机创新：突破“三消”局限，重视脏腑关联 传统消渴病多以“上中下消”辨证，而王老论治糖尿病多从“肾-心-肝”三脏论治，揭示了老年糖尿病“肾虚为本，肝郁为标，水湿为变”的病机特点。现代医学认为，糖尿病血管病变、神经病变与中医“肝郁血瘀”“水湿内停”理论相契合，王老对于糖尿病治法对糖尿病并发症的预防具有前瞻性。

2. 治法启示：滋阴与利水并用的临床价值 糖尿病水肿常因“阴虚兼湿”所致，单纯滋阴易助湿，单纯利水易伤阴。王老论治的糖尿病第一个案例即通过生地黄、麦冬与茯苓、泽泻的配伍，既纠正阴虚津亏，又清除水湿病理产物，为临床治疗糖尿病肾病水肿提供了“育阴利水”的范例。

3. 用药特色：中西医结合思维的隐性体现 王老论治糖尿病方中常常以黄芪、山药、天花粉等药物联用，该类药物现代药理研究证实具有降糖、改善微循环作用，与中医辨证论治相结合，体现了“辨病与辨证结合”的思路，为中医药治疗糖尿病及其并发症提供了可借鉴的方案。

王老论治糖尿病系列案例亮点在于以“整体观”把握老年糖尿病的复杂病机，常根据实际将“肾精气亏虚”为根本，或是“心肝郁热”，或是“水湿不化”，或是“督脉不利”，或是“糖毒不化”等并列为治疗靶点，通过方药配伍实现“补肾-清肝-养阴-通督”等多元协同，既遵循中医经典理论，又结合临床实际症状，对现代糖尿病及其并发症的中医治疗具有重要参考价值。

二、甲状腺疾病验案

(一)验案

1. 甲状腺功能亢进(瘿气)

【案1】曾某,男,53岁,2019年6月3日首诊。

畏热,体重减轻1月许,汗出不多,心忡不著,口干喜饮,纳食馨,饥饿感不著,夜寐不谧,夜尿三次,大便调,左手发麻。舌淡红,苔薄黄,脉细弦。甲状腺素:FT_4 52.17pmol/L,TSH 0.01mIU/L,FBS 7.71mmol/L,糖化血红蛋白4.2%,PBS 7.34mmol/L。

西医诊断:甲状腺功能亢进。

中医诊断治法:瘿气。肝木失疏,一则阻滞气血通条,气滞化热;一则犯胃而致胃热津伤。治以疏肝解郁,清热润燥,养心安神。

处方:牡丹皮10g,柴胡10g,黄芩10g,炒栀子10g,南沙参、北沙参各15g,天冬、麦冬各15g,当归10g,白芍10g,茯神15g,天花粉15g,浙贝母10g,玄参10g,生牡蛎15g,茯苓10g。14剂。每日1剂,水煎服,分早晚两次温服。

2019年6月20日二诊:前方药后诸症改善,血糖亦正常。舌淡红,苔薄黄,脉弦细。

中医治法:肝胆渐疏,郁热渐清。加百合一味益气阴以养肺,冀起治节制木之能。

处方:上方加百合20g。14剂。每日1剂,水煎服,分早晚两次温服。

[按]清王孟英云"七情之病,必从肝气"。又《外科正宗·瘿瘤论》云"夫人生瘿瘤之症……乃五脏血、浊气、痰滞而成。"王老识该证在于病机聚焦,把握"肝失疏泄-气滞化热-胃津受损"核心关联。53岁男性,亦处于一个机体转化年龄阶段,肝气易郁,"肝失疏泄"为发病基础,气滞日久化热则"畏热";热邪耗伤津液,胃热津伤则"口干喜饮",机体消耗增加故"体重减轻";"夜寐不谧"因肝热扰心、心神失宁,肝木犯胃、胃热扰神亦加重失眠;"左手发麻"系气滞影响气血运行,经络不畅,舌淡红、苔薄黄印证热象不重但津伤已显,脉细弦呼应肝郁热扰、津伤未甚。甲状腺功能异常是"气滞化热"的现代医学印证,体现"肝郁-热生-津伤-脏腑受累"的病机链条,临证值得重视。

甲亢是现代医学病名，指甲状腺功能亢进，中医认为其病机有气滞、痰凝、血瘀，但皆由气滞发展而来。“脾主运化”，若经常抑郁，导致肝失疏泄，气机失常，脾胃运化水液功能失常，痰浊之邪内生；“气为血之帅”，“气行则血行”，气为血行的动力，肝气郁滞，血液运行不畅，则形成血瘀，总的来说肝郁气滞是甲亢发病的关键和基础。《医方集解》“盖肝主目，肝郁解则目之玄府通利而明矣”，“肝开窍于目”，肝郁气滞，血液运行不畅，血不濡养精目，则目睛突出。肝主疏泄，若情志内伤，肝气郁结，导致肝失疏泄，引起五脏气血失调。肝郁气滞，木郁乘土，影响脾胃运化，湿聚为痰，痰循肝经上行，搏结于颈部，而出现颈肿；肝气郁结，横逆犯脾，出现肝脾失调之象，脾为气血生化之源，气血不足，则出现乏力、贫血之貌；肝为心之母，肝气不舒，气郁化火，母病及子，可导致心火偏亢，火郁伤阴，心失所养，导致急躁易怒、失眠、心慌；王老在古人的认识基础上总结，认为甲亢初期肝火旺盛，耗伤气阴，进一步出现肝脾失和；肝主疏泄、脾主运化，肝脾疏利则气机条畅。若肝木失疏，一则致使其营脉气血失调，气滞化热；一则犯胃而致胃热津伤。应以疏肝解郁，清热润燥，养心安神为治法。

首诊方中用柴胡疏肝解郁，使气血条达；黄芩、炒栀子以清肝气郁而所化之热，配合牡丹皮、当归使其缨脉气血通调；南沙参、北沙参，天冬、麦冬养阴润燥，防肝气犯胃而致胃热津伤；白芍敛阴固阴；天花粉、浙贝母、生牡蛎清热而不伤阴，解毒化痰消肿；茯神养心安神。诸药合用达疏肝解郁，清热润燥，养心安神之用。二诊中加用百合一味，益气阴以养肺，肺属金，肝属木，养肺金以克肝木，冀起治节制木之能。何为“治节制木”？乃肺主治节，其应西方属金，能克东方肝木，故谓之“治节制木”，此王老常用多脏调燮，隔二而治之法也。

【案2】任某，女，64岁，2013年11月6日首诊。

畏热，心烦，右眼上睑下垂，目重视，左眼突出，头晕，颈痛，腰痛，夜寐谧，纳馨，易饥，大便成形，一日一更，舌淡红，苔薄黄，脉弦细。BP 138/85mmHg，有甲亢病史，今日甲状腺素，FT_3 6.52g/ml，FT_4 2.61ng/dl，TSH 0.005mIU/L，血常规，WBC 9.00×10^9/L。

西医诊断：甲状腺功能亢进。

中医诊断治法：瘿气。肝肾亏虚，髓海不足，肝阳偏亢，肝木疏泄郁滞，脑络瘀阻。拟益肾平肝清肝并施，活血化瘀，通络兼顾。

处方：天麻10g，钩藤15g，蒺藜15g，熟地黄15g，山茱萸10g，山药15g，牡丹皮10g，炒栀子10g，夏枯草15g，菊花10g，桑叶10g，地龙10g，鸡血藤10g，白芍15g，木贼10g，石决明15g。10剂。每日1剂，水煎服，分早晚两次温服。

2013年12月29日二诊：头晕，腰痛，夜寐，大便秘结等症状均获改善。

昨日复测甲状腺素除 TSH 0.02mIU/L 外，FT_3、FT_4、T_3、T_4 均已正常。

中医治法：示原法有效，加减续进。

处方：天麻 10g，钩藤 15g，蒺藜 15g，石决明 20g，牡丹皮 10g，栀子 10g，柴胡 10g，茯神 15g，熟地黄 15g，山茱萸 10g，山药 20g，泽泻 10g，木贼 15g，菊花 10g，枸杞子 10g，夏枯草 15g，桑叶 10g。14 剂。每日 1 剂，水煎服，分早晚两次温服。

2014 年 5 月 27 日三诊：病症大致为前，舌淡红，苔薄黄，脉弦细。BP 142/82mmHg。FT_3 7.37mmol/L，余正常。

中医治法：原法出入。

处方：天麻 10g，钩藤 15g，蒺藜 15g，熟地黄 15g，山茱萸 10g，山药 15g，牡丹皮 10g，茯神 15g，泽泻 10g，天花粉 20g，玄参 10g，瓜蒌 20g，石决明 20g，栀子 10g，柴胡 10g，怀牛膝 10g。14 剂。每日 1 剂，水煎服，分早晚两次温服。

［按］《丹溪心法》中指出："气血冲和，万病不生，一有怫郁，百病生焉，故人身诸病，多生于郁。"肝郁气滞是甲亢早期发病的主要病因，因此疏肝行气是关键。《素问·六元正纪大论》云："木郁达之。"木郁应疏肝解郁，调畅气机。

疏肝行气为甲亢的治疗大法。本病案中，患者甲亢为主，伴有高血压病，故从肝论治符合王老的理论。《素问·至真要大论》曰："诸风掉眩，皆属于肝。"明确指出眩晕的发病与肝脏的关系。肝属风木之脏，体阴而用阳，主动主升。

王老治疗这类疾病，常标本兼顾、肝肾并重，这类患者其病之本者多见于肝肾阴虚、水不涵木，标者多为肝阳上亢。本病患者属于复杂证型的中医调治，体现"肝肾为本，肝目同治"。突破"单一郁热"局限，重视衰老与病变叠加，精准把握老年甲亢"肝肾亏虚为基础"的特点。该案 64 岁女性患者，其甲亢不仅是"肝阳偏亢、郁热"，更与"肝肾不足"密切相关，目疾、腰痛等症状均源于此。将"脑络瘀阻"纳入病机，解释了眼部突出等器质性改变，体现"衰老 - 瘀阻 - 疾病"的叠加影响，与现代医学甲亢眼征的微循环障碍机制相契合。

首诊方中选用天麻，性味甘平，入足厥阴肝经，擅长平肝息风，李杲曰"眼黑头旋，风虚内作，非天麻不能除"；钩藤甘凉，功能清热平肝、息风定惊，善治头痛眩晕，张景岳云其"专理肝风相火之病"；石决明凉肝、镇肝，善治肝阳上亢之风眩，《医学衷中参西录》也曾记载石决明为凉肝、镇肝之要药，治疗风眩多因此证为肝气、肝火夹血上逆也。熟地黄、山茱萸、山药、牡丹皮为六味地黄丸中之组成，补益肝肾；夏枯草、菊花、桑叶清热解毒，以清肝郁之热，地龙息风清热，以平肝阳，鸡血藤清热活血化瘀，白芍敛阴，以防伤阴。

二诊时，反映前诊识证精准，用药精当，前方取效，守效续进，进一步强化"疏肝 - 平肝 - 益肾 - 明目"协同深化。治法核心延续，精准优化薄弱环节，坚守首诊“益肾填精、平肝清肝、通络明目”核心治法。因“原法有效”，且核心病机未根本改变；再对症强化“疏肝解郁、益肾明目”微调，针对TSH尚未复常（肝疏泄未全畅）及目疾潜在需求，形成“益肾固复-平肝降余亢-清肝清余热-疏肝助疏泄-明目强疗效”的递进策略，体现“守其成，调其微”。患者症状均有改善，原法续治，新增柴胡增强疏肝解郁之力，针对TSH未复常（肝疏泄未全畅）；泽泻利水渗湿，防熟地黄、山茱萸等滋阴药久用生湿，兼顾“补而不滞”；枸杞子益肾养肝明目。

三诊指标波动，动态调治，随机应变，精准干预。因FT_3升高提示郁热未净、肝阳易扰，印证甲亢“易反复”特点，舌淡红、苔薄黄是热象的早期信号。体现对“实验室指标-舌脉-病机”关联的精准把握，指标波动为病机微调提供依据。新增天花粉、玄参、瓜蒌，三者清热润燥，针对FT_3升高的热象及可能的津伤，新增怀牛膝引血下行、助平肝潜阳，与石决明协同增强降亢力度，从微观辨证角度看血压略高与肝阳微亢可相应对。

【案3】徐某，男，45岁，2019年4月19日首诊。

神疲易倦，双手微颤，心烦易躁，汗出，心忡，纳食馨，大便软溏，日解十次左右。舌偏红，苔薄黄，脉弦细数。今日甲状腺激素，FT_3 7.47mg/dl，FT_4 2.12ng/dl，TSH 0.000 3mg/dl。

西医诊断：甲状腺功能亢进。

中医诊断治法：瘿气。目前以瘿气为主，肝木失疏，气郁化热，致使其缨脉气机郁滞而成。故治以疏肝清肝，宁心定悸，健脾助运。

处方：牡丹皮10g，柴胡10g，黄芩10g，枳实10g，竹茹10g，白术10g，茯苓10g，茯神15g，制远志16g，薏苡仁20g，炙甘草5g，太子参10g，麦冬10g，五味子5g，山药20g。14剂。每日1剂，水煎服，分早晚两次温服。

2019年5月9日二诊：手颤汗出减轻，大便次数减少，日解五次，神疲。舌淡红，苔薄，脉细弦数。

中医治法：原法出入。

处方：上方加白参10g，炒酸枣仁20g，去太子参。14剂。每日1剂，水煎服，分早晚两次温服。

［按］《诸病源候论》认为“瘿者，由忧恚气结所生，亦曰饮沙水，沙随气入于脉，搏颈下而成之”。本病多由肝郁气滞，郁久化火所致。治疗应疏肝清热为法。

肝属木，脾属土，根据五行相生相克的关系，土为木之“所胜”，而木为土之“所不胜”，当肝木过旺而超过正常限度时，则致脾土不足，即可出现“木旺乘土”之象；而当脾土过虚，难抵肝木之克制时，亦可出现“土虚木乘”之征。

脾胃具有运化水谷精微的功能,为"后天之本",乃营血生化之源。若肝木亢盛,制约脾土,脾失健运,必然影响食物的消化与吸收而出现腹胀、便溏、消瘦、气短、汗出等脾气虚弱之证。《金匮要略》云"见肝之病,知肝传脾,当先实脾"。王老在疏泄肝木的同时,特别强调扶土的重要性,若脾胃运化功能可,水谷精微化源充沛,则肝木得以濡养,肝木不亢。

王老善于从繁复症状中聚焦病机,把握"肝郁化热 - 心肝受累 - 脾失健运"核心关联。45岁正值中年,生活工作等多方压力导致情志易郁,"肝失疏泄"为发病起点,气郁化热则"心烦易躁、舌偏红、苔薄黄";热扰心神则"心忡、汗出",肝风内动则"双手微颤",形成"肝热 - 心火 - 风动"的链条;"神疲易倦、大便软溏(日解十次)"系肝郁乘脾,脾失健运,脾气受损则神疲,脾虚失运则便溏,脉弦细数呼应肝郁热扰、阴伤初显(弦主肝,细数主热扰阴伤)。甲状腺素异常是"肝郁化热,缨脉郁滞"的现代医学体现,构建"肝郁 - 热生 - 心肝扰 - 脾失运"的完整病机网络。其以瘿气为主,肝木失疏,气郁化热,致使其缨脉气机郁滞而成,故治以疏肝清肝;且患者心烦易躁,应宁心定悸;另外,伴有神疲易倦、大便软溏等症,应健脾助运。故首诊时,王老以柴胡疏肝解郁,配合黄芩清肝气郁热,枳实行气化痰,以助疏肝。竹茹清心除烦,配合茯神、制远志养心安神;白术、茯苓、薏苡仁、太子参、山药健脾化湿以助脾运;麦冬养阴安神;五味子收敛固涩以防伤阴。

二诊时患者脾土改善,前法收效,守效续治,乃病机主线未变,进一步重点强化"益气补虚、养心安神"力度,针对"神疲"与潜在心神未宁,以白参代太子参提升益气强度,加炒酸枣仁增强安神,形成"疏肝清肝固疗效,益气补虚强根本,安神助宁促恢复"的方法。

2. 甲状腺结节(瘿瘤)

【案1】陈某,男,42岁,2019年4月15日首诊。

颈部不适,咽中痰堵,伴甲状腺结节半年许,近日复查甲状腺:左侧可见大小约38mm×31mm×27mm混合回声包块;右侧可见多个结节,大者5mm×3mm,余无不适。舌淡红齿痕,苔薄黄,脉弦细。

西医诊断:甲状腺结节。

中医诊断治法:瘿瘤。此病形成之因有二,一为肝木失疏,气机郁滞;二为其所主缨脉气血不畅,痰凝、气滞、血瘀互结而为瘿瘤。拟疏肝解郁,豁痰化瘀,软坚消结。治以逍遥散、消瘰丸加味。

处方:柴胡10g,当归10g,白芍10g,白术10g,法半夏10g,茯苓10g,丹参10g,昆布15g,莪术10g,皂角刺5g,荔枝核20g,玫瑰花10g,桃仁10g,浙贝母10g。14剂。每日1剂,水煎服,分早晚两次温服。

[按]对于情志内伤致瘿的认识,早在隋代巢元方《诸病源候论》中即有"瘿者由忧恚气结所生"的记载。至宋代,陈无择在《三因极一病证方论》中言:"瘿多着于肩项,瘤则随气凝结……随喜怒消长者,名气瘿。"肝脏处于人体中焦,其气疏畅发泄,可上通下达旁及中州,疏畅内外,无所不至,是一身气机升降出入之枢纽。其性调达,最恶抑郁。一有怫郁,则气郁为病。而肝气的正常疏泄是保证气机调畅的重要条件,气血津液的运行又以气机为主导。若肝气郁滞,失于疏泄,三焦气机阻滞,脾失运化,水液失布,则聚湿生痰;气为血帅,气滞无以推动,则血凝而为瘀,或气滞日久,郁而化火,炼液为痰,灼血为瘀。以致气血痰相互胶着,阻于脉络,循厥阴之脉上逆,循喉咙之后,搏结于颈,留而不去则成瘿病。

而甲状腺结节为当下高发病、常见病,王老把握"肝郁气滞 - 痰瘀互结"核心关联。其"肝失疏泄"为发病基础,气机郁滞则"颈部不适",肝经循颈,气滞则经络不畅;"咽中痰堵"系痰气交阻于咽喉,为痰凝之直接表现;甲状腺结节是"痰凝、气滞、血瘀互结于瘿脉"的典型体征,舌淡红齿痕示脾虚潜在倾向(脾为生痰之源),苔薄黄印证痰瘀可能轻微化热,脉弦细呼应肝郁气滞、痰瘀为甚。形成"肝郁 - 气滞 - 痰生 - 瘀阻 - 瘿瘤"生成的完整病机认识,突破"单一气滞"或"单纯痰凝"的局限,是为标新之识。王老吸取古今对瘿瘤的认识,认为瘿瘤,形成之因有二:一为肝木失疏,气机郁滞;二为其所主缨脉气血不畅,痰凝、气滞、血瘀互结而为瘿瘤。柴胡、当归、白芍、白术、茯苓为逍遥散,疏肝解郁,以行气导滞。消瘰丸行气祛痰,活血化瘀,消肿散结。

【案2】胡某,女,47岁,2014年5月22日首诊。

神疲倦怠半年许,尤畏冷,头间晕,腰痛无力,夜寐有时不谧,纳食不多,胃胀无嗳气,无明显水肿,大便时干时溏,以干为主,日解一次。舌淡红,苔薄黄,脉细弦。今日复测甲状腺激素:TSH 6.21μIU/ml,FT_3、FT_4正常。甲状腺彩超示左侧甲状腺内可见2.6mm×2.3mm高回声结节。

西医诊断:甲状腺结节。

中医诊断治法:瘿瘤。肝气虚弱,肝气怫郁,营脉不畅,痰瘀凝结于缨脉,变生为瘤,拟补肝气,疏肝郁,化痰瘀,软坚散结。

处方:白参10g,黄芪20g,当归10g,升麻5g,柴胡10g,白术10g,法半夏10g,陈皮10g,浙贝母10g,瓜蒌皮10g,玄参10g,昆布15g,丹参15g,海蛤壳10g,荔枝核15g,莪术5g。14剂。每日1剂,水煎服,分早晚两次温服。

2014年6月5日二诊:神疲改善,胃胀好转,有饥饿感,夜寐梦扰,舌淡红,苔薄黄,脉细弦。

中医治法:原法循续。

处方:白参10g,黄芪20g,当归10g,白术10g,白芍10g,陈皮10g,升麻5g,柴胡10g,浙贝母10g,瓜蒌皮10g,生牡蛎10g,荔枝核15g,丹参10g,昆布15g,海藻15g,海蛤壳10g,莪术10g。14剂。每日1剂,水煎服,分早晚两次温服。

[按]《明医指掌》云:"若人之元气循环周流,脉络清顺流通,焉有瘿瘤之患也?必因气滞痰凝,隧道中有所留止故也"。肝气亏虚,郁滞不疏,气机失达,三焦阻碍,脾失运化,水液失布,则聚湿生痰;气为血帅,气滞无以推动,则血凝而为瘀,痰瘀互搏,结于缨脉,留而不去则成瘿病。《素问·金匮真言论》篇亦云"东风生于春,病在肝,俞在颈项",进一步明确指出诸脏之中唯肝脏经气输注于颈项,而甲状腺正位于颈前喉结之下,故甲状腺为肝经所主,故治瘿瘤之要重在治肝。

本案中,患者神疲倦怠,畏冷,头间晕,腰痛无力,夜寐不谧乃肝气无力升发,郁滞旁作,人体不见春和之象,精神颓靡,少气倦怠,寒气隐现也。肝气虚郁,木不疏土,继而脾胃失和,出现纳食不多,胃胀,大便时干时溏等临床表现。王老基于"肝气虚弱-肝郁气滞-痰瘀凝结"核心病机。47岁女性,气血渐虚,"肝气虚弱"为发病根基,气虚推动无力则"神疲倦怠、畏冷";肝气怫郁、疏泄失常则"胃胀、纳食不多",肝郁影响脾胃运化;"腰痛无力"系肝肾同源,肝气虚弱累及肾气,腰为肾之府;甲状腺结节是"营脉不畅、痰瘀凝结于缨脉"的结果,TSH升高与肝气虚弱、疏泄不及相关;舌淡红、苔薄黄示痰瘀轻微化热,脉细弦呼应气虚肝郁、痰瘀未甚。形成"肝气虚弱-疏泄无力-肝郁气滞-痰瘀内生-瘿瘤形成"的发病机制,突破"单纯肝郁气滞"的传统认识,凸显"气虚致郁"的特殊性。方中白参、黄芪补益肝气;当归、玄参滋阴养血柔肝,补肝之体,启肝之用;助之柴胡、升麻疏肝解郁,升发清阳。白术一味,王好古谓其"理中益脾,补肝风虚"。法半夏、陈皮、浙贝母、瓜蒌皮、昆布、海蛤壳化痰软坚散结;伍之荔枝核散结之余又含"治痰先治气,气行痰自利"之妙旨。丹参、莪术破血化瘀,活血通脉。

二诊时症状改善印证首诊"补肝气"用药精准,而本诊次从"一味补气",转向"补气固基础,柔肝防扰,攻瘀促消结",契合"气虚渐复则攻邪可渐增"的原则。新增白芍柔肝药应对新变;增加海藻、生牡蛎,且莪术加量以软坚化瘀,此亦基于正气渐复可耐受稍强攻伐。这种"补不松劲,攻渐加强"的阶梯策略,为气虚型甲状腺结节的阶段性调治提供"扶正与攻邪动态平衡"的范例。

【案3】黄某,女,50岁。2018年1月9日首诊。

头晕,颈胀,腰痛,神疲,畏凉,夜寐梦扰,纳食一般,咽干,不咳,大便软溏,两日一解。舌淡红,苔薄黄,脉细弦。有颈椎病、腔隙性脑梗死、甲状腺功能减退病史。甲状腺彩超示右侧甲状腺内有一大小 7mm×4mm 回声结节。甲状腺功能五项：A-TPO 25.99IU/ml，FT_3 1.54pg/ml，FT_4 0.53ng/dl，TSH 53.62μIU/mL。

西医诊断：甲状腺结节、甲状腺功能减退。

中医诊断治法：瘿瘤。肝肾亏虚，脾虚失健，元阳不足，脑络瘀阻，督脉失利。宜补肝肾，健脾胃，疏通督脉。

处方：白参 10g，黄芪 30g，白术 10g，法半夏 10g，陈皮 10g，柴胡 10g，当归 10g，熟地黄 15g，山茱萸 10g，山药 20g，茯苓 10g，葛根 20g，片姜黄 10g，白芍 10g，天麻 10g，合欢皮 20g。14 剂。每日 1 剂，水煎服，分早晚两次温服。

[按]该案 50 岁女性，肝肾渐衰，脾胃易弱，起病即多虚并存，多络受累，如“腰痛”系肝肾亏虚，筋骨失养；“神疲、畏凉”为元阳不足，气虚失温，脾虚失健则气血生化不足；“颈胀、头晕”与颈椎病、腔隙性脑梗死相关，属“督脉失利，脑络瘀阻”，督脉行颈背、脑络，不通则颈胀头晕；“夜寐梦扰”因肝肾不足，心神失养，肝魂不宁；“大便软溏”为脾虚失运，“咽干”系阴虚或阳不化津，舌淡红、苔薄黄示虚中夹轻微热象(非实热)，脉细弦呼应肝肾不足、气虚络阻。形成“肝肾亏、脾虚弱、元阳衰 - 络脉阻 - 瘿瘤生”发病机制。

王老强调：甲减虽以阳虚为标，然其本在肝郁脾虚，治当疏肝健脾为先，佐以补肾，不可过用温燥伤阴；故疾病论治，识准病机，对症下药，多能取效。患者腰痛，神疲，畏凉，纳食一般，大便软溏，夜寐梦扰乃脾肾不足之象。人之阳气化生于中焦而根源于下焦。大体之由，先赖肾脏蛰藏，下元真水得阳不寒，待春意萌动，肝脾气升，所藏阳气从“左路”升发，上奉达心，神魂安宁。即《四圣心源》所谓：“神胎于魂而发于心，而实根于坎阳……阳神发达，恃木火之生长，而究赖太阴之升”。况木生于水而长于土，水土合德，木气自达，今水坏土崩，风木郁勃，不助阳和，逆犯脑窍，旁击其使(咽为肝之使)，故见眩晕、咽干。《素问·骨空论》篇云“督脉者……至少阴与巨阳中络者合，少阴上股内后廉，贯脊属肾”，督脉与肾相系，肾本亏虚，阳脉难续，脑气失荣，难布血行，瘀滞渐生，留连不去，此成督脉不利，脑络瘀阻，故而颈胀不舒矣。治当紧扣病机，补肝肾，健脾胃，疏通督脉。

方中以六味地黄丸(熟地黄、山茱萸、山药、茯苓)为核心补肝肾，合六君子汤(白参、白术、茯苓、法半夏、陈皮)健脾化痰，柴胡、白芍刚柔并济，疏肝柔肝，达木升清。复加合欢皮解郁安神；天麻息风止眩。葛根升清之余与片姜黄相配，通利督脉，化瘀止痛。当归一味，陈士铎谓其“善补脑气”，又因其行动，入之补气药中则补气，入之补血药中则补血，入之升提药中则提气，入之降逐药中则逐血也，故于方中助芍药养肝，助黄芪扶正，助葛根、片姜黄通络，一药三用，一专多能。

3. 弥漫性甲状腺肿大(瘿瘤)

肖某,女,55岁,2017年12月5日首诊。

颈部不适多年,咽喉干疼,稍感堵胀,纳食尚馨,胃微痛,嗳气少作,不泛酸,曾有灼热,不反胃,夜寐梦扰不宁,心烦,大便时干时溏,日解两次以上。舌淡红,苔薄黄,脉细弦缓。有慢性胃炎,慢性咽喉炎病史。B超示甲状腺实质弥漫性病变,双颈部多发性淋巴结可见,右侧18mm×5mm,左侧2mm×6mm。

西医诊断:弥漫性甲状腺肿大。

中医诊断治法:瘿瘤。瘿病乃肝木失疏,致使缨脉气血瘀滞,痰瘀互结,肝胃不和。治以疏肝解郁,豁痰化瘀,软坚散结,和胃安神。

处方:柴胡10g,当归10g,白术10g,白芍10g,茯苓10g,百合15g,紫苏叶5g,茯神15g,丹参10g,合欢皮15g,浙贝母10g,夏枯草10g,炒麦芽10g,炒稻芽10g,郁金15g,荔枝核15g,甘草3g。14剂。每日1剂,水煎服,分早晚两次温服。

[按]明代陈实功《外科正宗·瘿瘤论》曰:"夫人生瘿瘤之症……乃五脏瘀血、浊气、痰滞而成。"瘿病的主要病理是气、痰、瘀相互壅结而成。因此,气滞是痰瘀形成的重要原因之一。诚如《太平圣惠方》中记载:"夫瘿之初起,由人忧恚气逆,蕴蓄所成也。"表明情志异常乃瘿病的常见病因。

临床上甲状腺结节患者多精神压力大,长期情志不畅,忧思恼怒,以致肝失疏泄,肝气郁结,气血运行不畅,津液停聚成痰,痰浊与瘀血互结于颈前则成瘿瘤。而《灵枢·经脉》云:"肝足厥阴之脉……循喉咙之后,上入颃颡,连目系。"阐述了肝经循行路线过咽喉部,正是"瘿病"之病位所在。因此,从肝论治甲状腺结节在临床辨治中,具有非常重要的意义,也是中医治本思想的体现。

虽然,甲状腺结节起病多责之于肝,但从疾病传变规律而言,其亦可涉及脾胃,转化为肝郁脾虚之证。一方面脾为生痰之源,"治痰不理脾胃,非其治也"(《医宗必读·痰饮》),脾健则痰去,有利于消除瘿瘤。另一方面,肝的疏泄功能失常,横逆犯脾,木旺乘土,脾失健运,影响气血的正常运行,痰气瘀结于颈前。李东垣《脾胃论》曰:"百病皆因脾胃衰而生也。"盖因"脾胃为后天之本,气血生化之源",瘿病起因多在肝,正所谓"见肝之病,知肝传脾,当先实脾"。《医宗金鉴》曰:"脾主肌肉,郁结伤脾,肌肉浅薄,土气不行,逆于肉里,致生肉瘿。"可见,此病与肝脾有着密切的联系。由此可见,脾胃在甲状腺结节的发生发展中占据重要地位,临床治疗中应注意加强调护脾胃。

王老在此案中突破"仅治瘿肿"局限,重视多系统关联。精准把握"甲状腺肿大-肝-胃-心"的关联,认识到弥漫性甲状腺肿大源于"肝郁痰瘀",而慢性胃炎、咽喉炎与“肝胃不和、痰瘀化热”相关,“夜寐心烦”是肝郁扰心的延伸,体现“一源多病,整体关联”。而其舌脉提示本案患者病性以实为主、虚象未著,适合“疏肝化痰瘀为主,兼顾和胃安神”,故处方以攻伐为主,治以疏肝解郁,豁痰化瘀,软坚散结,和胃安神。方中采用逍遥散疏肝解郁,健脾化痰;浙贝母、夏枯草、荔枝核清热散结;百合、紫苏叶、炒麦芽、炒稻芽、茯苓和胃健脾。

4. 结节性甲状腺瘤(瘿瘤)

陈某,女,34岁,2016年5月11日首诊。

神疲易倦,两乳胀痛,头晕,纳食尚馨,口不干苦,夜寐欠谧,二便调,舌淡红苔薄黄,脉细弦。既往有结节性甲状腺瘤、乳腺增生、神经症等病史。

西医诊断:结节性甲状腺瘤。

中医诊断治法:瘿瘤。乳癖,瘿瘤,虚证,一并从肝论治。

处方:白参10g,当归10g,白术10g,白芍10g,柴胡10g,茯苓10g,炙甘草3g,蒲公英15g,浙贝母10g,牡蛎20g,玄参10g,郁金10g,香附10g,合欢皮20g,丹参20g。14剂。每日1剂,水煎服,分早晚两次温服。

2016年5月25日二诊:神疲明显改善,两乳胀痛减轻,舌淡红,苔薄黄,脉细弦。

中医治法:原法循续。

处方:白参10g,柴胡10g,当归10g,白芍10g,白术10g,茯神15g,牡蛎20g,丹参10g,浙贝母10g,玄参10g,昆布15g,海藻15g,制远志6g,郁金10g,荔枝核15g。14剂。每日1剂,水煎服,分早晚两次温服。

2017年3月16日三诊:甲状腺瘤近复查,甲状腺内多发结节,较大者14mm×6mm,左侧3mm×2mm(原左侧42mm×19mm×12mm),舌淡红,苔薄黄,脉细弦。

中医治法:原法获效,续拟疏肝解郁、豁痰化瘀、软坚散结。

处方:柴胡10g,当归10g,白术10g,白芍10g,茯苓10g,昆布15g,海藻15g,牡蛎20g,玄参10g,浙贝母10g,荔枝核15g,皂角刺5g,三七3g,丹参10g,桃仁10g。15剂。每日1剂,水煎服,分早晚两次温服。

2017年5月23日四诊:药后相安,舌淡红,苔薄黄,脉细弦。

中医诊断治法:仍属肝气怫郁,痰瘀互结,续拟疏肝解郁、豁痰化瘀、软坚散结。

处方:白参10g,柴胡10g,当归10g,白芍10g,白术10g,茯苓10g,浙贝母10g,瓜蒌皮10g,生牡蛎20g,玄参10g,昆布15g,海藻15g,丹参10g,荔枝核15g,皂角刺5g,桃仁10g。15剂。每日1剂,水煎服,分早晚两次温服。

[按]王老认为肝与各脏腑之间的关系极为密切,可以通过经络而相互联系,反之,在病理上也可以通过经络相互传变。同时,王老在长期临证实践过程中,总结出肝脏全依赖于肾水涵养,精血濡养,肺脏的宣降以平肝阳,中宫的脾土以后天之本培养,因而肝气能条达舒畅,这也是王老杂病治肝的理论基础。在瘿瘤中,七情失调,五志过极,是重要的致病因素之一;调达情志,疏肝解郁为中医治法的特色。

该案"瘿瘤,乳癖,虚证"三病同见,然处方"有限",王老精准辨证,断其乃多疾同源,又以肝郁为纲。肝失疏泄致气滞痰凝,痰瘀互结于甲状腺则为瘿瘤,结于乳房则为乳癖,肝郁乘脾致脾虚神疲,肝郁扰神致寐差头晕。故甲状腺瘤、乳腺增生"异病同源,皆与肝相关"的病理共性。治则守"异病同治"之宗,施"据症强化"之变。首诊与二诊,均从肝论治,但二诊时守中带变,新增昆布、海藻,与首诊浙贝母、牡蛎形成"草木与介类相伍"的软坚散结合力——昆布、海藻咸寒入肝,善化顽痰、散瘿瘤,其利水之性更助痰湿外泄;浙贝母、牡蛎苦辛与咸寒结合,化痰与软坚并举,适配甲状腺、乳房"有形结节需渐消"的特性。针对"心神待安"的余症,以茯神易茯苓,加制远志,变"健脾渗湿"为"健脾宁心"。这正是中医"治慢性病如静水行舟,既需定向,亦需调帆"的生动体现。

二诊患者神疲明显改善,两乳胀痛减轻,前方获效明显,继续前方加减,减香附、合欢皮,改用昆布、海藻、荔枝核,加强软坚散结的作用,同时加制远志以安神益精。

三诊时复查甲状腺瘤,大小较前明显减小,此乃中医之功。即经前"从肝论治"后获实效,结节缩减而见真章。左侧结节体积大幅缩减,这种显著变化绝非偶然,而是对首诊"多疾同源、肝郁为纲"病机判断的直接验证。甲状腺位于颈部,属肝经"循喉咙之后"的循行范畴,其结节形成与肝气郁滞、痰瘀凝结密切相关。前两诊通过疏肝健脾、化痰散结,既改善了"两乳胀痛、神疲寐差"等肝郁脾虚症状,更从根源上瓦解了痰瘀互结的病理基础,使有形结节逐步消散。四诊患者药后相安,续拟疏肝解郁、豁痰化瘀、软坚散结。王老从肝论治,方中大量应用理气散结的药,随证加减,故而获效。

王老在临证时,往往在把握核心病机过程中不动摇。肝气疏泄功能虽有改善但未完全恢复,"怫郁"状态持续存在,这是结节难以速愈的根本原因;这种对病机"动态稳定"特征的精准把握,避免了两种误区:一是因"相安"而盲目停药,导致痰瘀复聚;二是因结节未消而过度攻伐,损伤正气,为处方调整提供了"守攻伐之度,增扶正之力"的明确方向。

5. 甲状腺癌术后(瘿瘤)

石某,女,50岁,2018年5月8日首诊。

甲状腺癌术后2年余,术后逐渐出现右侧颜面发凉,不痛,不麻,逐渐蔓延至右侧肢体,头不晕,颈不胀,夜寐不谧,心烦,纳食不多,胃胀,嗳气不多,口不渴,大便软,日解1次。舌淡红,苔黄,脉细弦。甲状腺素正常,肝肾功能正常,血糖、血常规正常。头颅MRI示脑白质脱髓鞘病变,颈椎退变,C4/5~C5/6后突。既往有脑白质脱髓鞘病变、颈椎病、神经症、慢性胃炎病史。

西医诊断:甲状腺癌术后。

中医诊断治法:瘿癌。瘿癌术后,郁证,项痹,肝胆失疏,气血逆调,督脉失利。拟疏清肝胆,调和血气,疏通督脉。

处方:柴胡10g,当归10g,白芍10g,黄芩10g,白术10g,法半夏10g,陈皮10g,合欢皮20g,鸡血藤15g,丹参10g,淫羊藿10g,茯神15g,炒酸枣仁15g,炙甘草4g,葛根20g,片姜黄10g。10剂。每日1剂,水煎服,分早晚两次温服。

[按]对于瘿瘤一类的疾病,目前现代医学主要采用手术切除,但经手术切除,有形肿块可除,而无形之"痰"与"瘀",则往往胶着难除,因而患者仍常兼夹痰、瘀酿毒为患,部分患者手术切除不尽或周围有肿大淋巴结,更以痰瘀毒互结为主;且手术易导致血络损伤,耗伤气血,形成气阴两虚证;部分患者因手术的心理打击,不能接受长期口服药物以及手术瘢痕等影响,而出现情志不畅,形成肝郁气滞证。故王老认为肝胆失疏,气血逆调,督脉失利。应以疏清肝胆,调和血气,疏通督脉立法。

方中以柴胡疏肝解郁,配合黄芩疏清肝胆;当归活血补血,合用白芍养血和营;白术健脾理气,合用法半夏、陈皮化痰理气,使脾健痰化;合欢皮、酸枣仁、茯神解郁安神;鸡血藤、丹参活血清热,加用片姜黄加强活血化瘀通络之功;淫羊藿补肾益精;葛根重用以养阴通络疏通督脉;炙甘草以调和诸药。诸药合用以达疏清肝胆、调和气血、疏通督脉之功,则瘿癌术后诸症均可缓解。

本案治则的珍贵之处在于:

一是"多病统调",将甲状腺癌术后、郁证、项痹等看似独立的病症,通过"肝胆-气血-督脉"的关联统一调治,避免"头痛医头";

二是"标本兼顾",既疏清肝胆、调和血气以治"气血逆调"之本,又疏通督脉、安神健脾以解"发凉、寐差"之标;

三是"动静结合",疏清肝胆、调畅气机属"动",健脾安神、固护正气属"静",通督温阳而不伤正则"动中求静"。

这种调治思路特别适用于癌症术后合并多系统问题的患者,既关注原发病灶影响，又兼顾术后气血紊乱、功能失调的整体状态，是后学者堪法真章。

6. 甲状腺瘤术后（瘿劳）

陈某，男，60 岁，2015 年 8 月 14 日首诊。

头晕已不著，咳痰减少，夜寐欠谧。两耳后颈部不适，夜尿频，大便尚调。舌淡红，苔薄黄，脉细弦。BP 138/88mmHg。

西医诊断：甲状腺瘤术后。

中医诊断治法：瘿劳。宜疏肝理气，养血健脾，化痰散结为要。

处方：柴胡 10g，当归 10g，白术 10g，白芍 10g，茯苓 10g，浙贝母 10g，牡蛎 20g，玄参 10g，瓜蒌皮 10g，益智仁 15g，桑螵蛸 15g，炙甘草 5g，丹参 10g，炒酸枣仁 20g，荔枝核 15g。14 剂。每日 1 剂，水煎服，分早晚两次温服。

2015 年 9 月 2 日二诊：药后相安，双下肢水肿。舌淡红，苔薄黄，脉弦细。BP 140/86mmHg。

中医治法：原法出入，上方加淡渗之品。

处方：柴胡 10g，当归 10g，白术 10g，白芍 10g，茯苓 20g，浙贝母 10g，牡蛎 20g，玄参 10g，瓜蒌皮 10g，益智仁 15g，桑螵蛸 15g，炙甘草 5g，丹参 10g，炒酸枣仁 20g，荔枝核 15g，泽泻 10g，冬瓜皮 20g。14 剂。每日 1 剂，水煎服，分早晚两次温服。

2015 年 10 月 20 日三诊：头晕已除，咳痰亦安。现症见胃胀，少寐，双下肢水肿，胃胀。舌淡红，苔薄黄，脉弦细。BP 142/95mmHg。

中医治法：原法出入，上方加强和胃安神。

处方：柴胡 10g，当归 10g，白术 10g，茯神 15g，柏子仁 10g，炒酸枣仁 15g，百合 15g，紫苏叶 5g，枳实 10g，炒稻芽 10g，炒麦芽 10g，合欢皮 20g，陈皮 10g，白芍 10g，炙甘草 3g，茯苓 20g。15 剂。每日 1 剂，水煎服，分早晚两次温服。

［按］肿瘤类疾病，外科治疗已成为主流方案，该患者即术后虚滞，多脏受累。该案 60 岁男性，本质上亦属于“更年期”阶段，且术后气血易虚、肝气易郁，“两耳后颈部不适”系甲状腺瘤术后局部经络不畅，痰瘀残留未净，肝气郁滞，筋脉失和；“夜寐欠谧”因肝郁扰心或脾虚气血不足，心神失养，肝魂不宁则寐差；“夜尿频”属肾气不固，膀胱失约，年高肾气渐衰，术后更易虚损；“头晕已不著、咳痰减少”提示前期可能存在的肝阳上亢、痰湿内蕴已改善，舌淡红、苔薄黄印证痰瘀轻微化热未净，脉细弦呼应肝郁未舒、气血不足。形成“术后肝郁 - 痰瘀残留 - 脾虚失养 - 肾气不固”的病机新识，突破“单纯术后虚损”的局限。

王老强调治病“三因制宜”，该案即体现其“因症施变”，从“虚瘀”到“虚湿瘀”的拓展变化。二诊敏锐捕捉到“脾虚生湿”的新病机，水肿虽为新症，但根源仍在"脾虚失运",与术后脾胃功能尚未完全恢复相关。"加淡渗之品"而非强攻泻下,体现对"术后体虚,利水需温和"的把握,避免利水伤正,印证"湿淫于内,治以淡渗"的原则。三诊敏锐捕捉到术后调理重心转移,从二诊"局部水肿、痰瘀"转向"脏腑功能失调(肝胃、心神)","胃胀、少寐"对生活质量有一定影响,需优先解决。去除化痰散结、固肾药,体现"病机变化则药随症变",不固守旧方。

7. 甲状腺功能减退(瘿劳)

何某,女,26岁,2018年5月21日首诊。

甲亢经前医治疗后继发甲减,症见神疲乏力,手足心发热,易于汗出,头晕,腰痛,易发口舌生疮,夜寐不谧,尿频,大便软溏。舌淡红,苔薄黄,脉细弦。

西医诊断: 甲状腺功能减退。

中医诊断治法: 瘿劳。气阴亏虚,肝木失疏,郁热内蕴,虚火上炎,神魂受扰。宜益气养阴,疏肝理气,清泄郁热,安定神魂。

处方: 柴胡10g,枳实10g,西洋参10g,黄芪30g,天冬15g,麦冬15g,五味子5g,银柴胡10g,黄芩10g,青蒿10g,天麻10g,茯神15g,炒酸枣仁20g,地骨皮10g,炙甘草5g,当归10g,白芍10g,茯苓15g。10剂。每日1剂,水煎服,分早晚两次温服。

[按]《丹溪心法·六郁》云:"气血冲合,万病不生,一有怫郁,诸病生焉,故人身诸病,多生于郁。"肝失条达,疏泄失度,周身气血受限,百病易生,故百病生于郁,从肝郁论治诸病,是王老"杂病治肝"的学术体现。本病缘由肝木失疏,气郁结于缨脉而发。肝木郁滞一则横逆克土,损及脾胃,脾失健运,胃失和降,气血生化不遂,可见神疲乏力,大便软溏;二则郁滞化热,害气灼津,上扰心神,可见口舌生疮,夜寐不谧;三则风木郁勃,阴伤阳亢,旁击腰身,冲逆清窍,可见头晕、腰痛、尿频。据此,王老强调瘿劳之治首疏肝气。并以此为基,针对木郁化热,横逆伤中,阴虚阳亢等肝木之变兼而治之。

方中柴胡、枳实、白芍、炙甘草乃名方"四逆散",主以疏肝健脾,加以当归养血柔肝,培肝之体,启肝之用;配伍黄芩乃针对木郁化热之变,清热泻火;西洋参、黄芪、天冬、麦冬、五味子较原方"生脉散"养阴益气之力雄,既补脾胃虚损之害,又顾下元阴伤之弊;茯苓、茯神、酸枣仁健脾祛湿,养心安神;《本草新编》载天麻"能止昏眩,疗风去湿",故用此针对阳亢化风之变,平息肝风;银柴胡、青蒿、地骨皮清解虚热,既无伤阴之弊,又能去阳热之害。

总之,该案中王老把握"气阴亏虚-肝失疏泄-郁热内蕴-神魂受扰"的核心病机,其因甲亢治疗后正气受损,出现"神疲乏力"系气虚推动无力;"手足心发热,易于汗出,易发口舌生疮"为阴虚内热、虚火上炎,气阴两虚则阴不制阳，虚热内生；“头晕、腰痛”属肝肾不足；肝魂不宁则寐差；舌淡红、苔薄黄印证郁热内蕴，且以虚火为主，脉细弦呼应气阴亏虚、肝郁未舒。甲亢后继发甲减的病理转化，体现“燥热伤阴 - 过治耗气 - 气阴两虚 - 郁热残留”的病机链条，突破“甲减仅阳虚”的局限，是为标新之论。

8. 桥本甲状腺炎（瘿劳）

【案1】张某，女，65岁，2017年8月28日首诊。

面浮足水肿数年，伴头晕腰膝及肢体疼痛，夜寐谧，纳食馨，口不干，神疲，畏冷，尿频，大便调。舌淡红，苔薄黄，脉细弦。TSH 9 384mIU/ml，TP（TPOAb）1 000IU/ml。

西医诊断：桥本甲状腺炎。

中医诊断治法：瘿劳。此乃肝木失疏，肝气虚弱，水湿不化，水气潴留。宜疏肝补气，淡渗水湿。

处方：白参10g，黄芪30g，柴胡10g，白术10g，当归10g，茯苓20g，升麻5g，陈皮10g，紫苏叶5g，吴茱萸5g，桔梗10g，泽泻10g，大腹皮10g，冬瓜皮20g，白芍10g。14剂。每日1剂，水煎服，分早晚两次温服。

2017年9月14日二诊：病症稍改善，头晕为主，舌淡红，苔薄白，脉细弦。

中医治法：原法出入。

处方：白参10g，黄芪30g，柴胡10g，白术10g，当归10g，茯苓20g，升麻5g，陈皮10g，紫苏叶5g，吴茱萸5g，桔梗10g，泽泻10g，大腹皮10g，冬瓜皮20g，白芍10g，天麻10g。14剂。每日1剂，水煎服，分早晚两次温服。

2017年12月19日三诊：仍有面浮、下肢浮胀。舌淡红，苔薄黄，脉细弦。

中医治法：原法出入。

处方：白参10g，黄芪30g，柴胡10g，白术10g，当归10g，茯苓20g，升麻5g，陈皮10g，紫苏叶5g，吴茱萸5g，桔梗10g，泽泻10g，大腹皮10g，冬瓜皮20g，白芍10g，天麻10g，桂枝10g。14剂。每日1剂，水煎服，分早晚两次温服。

［按］《诸病源候论·虚劳病诸候·虚劳浮肿候》云：“肾主水，脾主土。若脾虚则不能克制于水，肾虚则水气流溢，散于皮肤，故令身体浮肿。”王老认为，瘿病的发生多因气机不调所致，主责肝、脾、肾三脏。而对于瘿劳，则主要认为与脾肾亏虚，不能制水有关。突破甲状腺肿仅“阳虚水停”的局限，治法体现“疏肝补气利水并举”。首诊精准把握“肝气虚弱，疏泄不及”是水湿潴留的核心，而非单纯肾阳不足。治法上瘿劳水肿以“疏肝为枢”为策略，肝气疏泄则气机畅，水湿化；以“淡渗水湿”为关键，快速消退水肿以改善症状；以“健脾温通”为辅助，助水湿运化与气化，把握“肝气虚弱 - 肝失疏泄 - 水湿不化 - 水

气潴留”核心关联。

本案全由肝木失疏，肝气虚弱，水湿不化，水气潴留所致。法当补益脾肾为本，淡渗利湿为标，疏达肝气为要。方中，白参、黄芪、白术、升麻补脾肾之气，升清阳于上；茯苓、冬瓜皮、大腹皮、陈皮、泽泻行气利水。上述药物，乃王老治疗瘿劳之常法，即紧扣脾肾亏虚为本，水湿泛滥为标的病机，标本同治。然某一脏腑病变后，在治疗时绝不能仅仅囿于该既病之脏腑，而是应根据脏腑相生、相克的规律，当先防治有可能传变的脏腑，或兼治合并病变的脏腑。五脏之间相互联系、相互制约，一脏有病，可以影响他脏；已病之脏腑，也可能是其他脏腑所殃及。故治病时必须有全局观念，当先防治未病之脏腑，或同时兼治他脏之病变，避免顾此失彼，此病甫缓，他病复剧。

故论治瘿劳之疾，虽以脾肾为主，但肝木亦有所累。盖木生于水而长于土，今水败土崩，肝木岂有安身之理？复加当归、白芍柔肝之本，紫苏叶、吴茱萸、柴胡启肝之用，五药刚柔并济，疏风达木，待气机调畅，水邪自能收持。《本草思辨录》称桔梗：“盖其色白，味辛，气微温，纯乎肺药”，故用之开宣肺气，利下窍水关，为“提壶揭盖”之正典。

二诊，病症改善，示正气渐复，水湿渐消，但以头晕为苦，肝木仍需调和。故以原法出入，加天麻以息风止眩，疏达肝木。方药中补中益气汤与利水之品结合，既培土而补肝气之虚，又可疏肝气之郁，更利水湿之停，为桥本甲状腺炎合并水肿的调治提供“疏肝、补气、利水三位一体”的范例。《本草纲目》载天麻“主治头风眩运”，为后世治“眩晕”要药。

三诊，患者诉药后相安，病症不显，停药久未诊治。盖病虽趋愈，但未尽周全，正气尚虚，气机未达，水湿渐聚，症状同前。冬季加桂枝，全方补益脾肾，渗水利湿，疏肝达木之余兼取桂枝辛温之性，助阳化水，续服多剂，以求周全。此乃因时制宜的调治智慧，体现“冬令温阳助祛湿”，精准把握12月寒冷对病机的影响，认识到桥本甲状腺炎水肿在冬季因“寒邪＋阳化不足”更顽固，将“寒邪助湿”纳入核心病机，使辨证更贴合实际。故治疗上核心药物保留，时令性加用桂枝，以温通经脉、散寒止痛，二是助阳化气，增强水湿代谢，与茯苓配伍暗合五苓散“温阳利水”之意。

【案2】陈某，女，45岁，2019年2月25日就诊。

思怒久作，大便干结，四五日一解，不爽，偶尔腹胀，夜寐谧，纳食馨，口干，咽疼，头晕，月经量少。舌淡红，苔薄黄，脉细弦缓。有桥本甲状腺炎、慢性浅表性胃炎等病史。

西医诊断：桥本甲状腺炎。

中医诊断治法：瘿劳。肝胆失疏，肺失治节，胃气不和，阳明腑气不畅，痰瘀互结于咽。宜疏肝利胆,宣肺润肠,豁痰化瘀,和胃利咽。

处方: 柴胡 10g,黄芩 10g,苦杏仁 10g,瓜蒌 30g,枳实 10g,白芍 15g,北沙参 15g,麦冬 15g,木蝴蝶 10g,胖大海 15g,炙甘草 3g,丹参 10g,当归 10g,竹茹 10g,紫菀 10g。14 剂。每日 1 剂,水煎服,分早晚两次温服。

[按]本案由于肝胆气郁,上下受累。于上而言,肝木郁滞,积热化风,冲逆脑窍,头晕时作;《黄帝内经素问吴注》云"肝主谋虑,胆主决断,胆脉行于颈,故咽为之使",气郁化热,炼津伤血,酿痰生瘀,旁害咽喉,咽干不已。于中而言,肝木不遂,横逆犯土,胃失通降,便干、腹胀皆作。于下而言,肝为血海,今疏泄不利,阴血难注胞宫,月事稀少。患者诸症,皆由肝胆不遂为源,治以疏利肝胆为主,兼以宣肺润肠,豁痰化瘀,和胃利咽。或问:"治肝为本病之正法,治胃、咽为本病之兼法,何故治肺乎"?答曰:"肝主疏泄,肺主一身之气,治肺可以益肝;况肝木五行相克,佐金亦能制木也"。

方中柴胡、黄芩疏肝泄热,调和少阳,周转气机;白芍、当归、麦冬、沙参养肝柔肝,滋阴养血,培肝之本,复阴之伤;苦杏仁、瓜蒌、紫菀宣肺润肠;枳实、竹茹相配,破气消痰,通腑泄热;木蝴蝶、胖大海清热利咽;丹参活血化瘀,通经活络;炙甘草缓攻之急,调和诸药。

故该案从肝论治的同时,还体现"多脏同调,标本兼治",突破"单一肝郁"局限,重视多脏腑关联。精准把握桥本甲状腺炎"肝郁为核心,累及肺、胃、大肠"的特点,认识到"思怒久作"不仅致肝郁,还会影响肺的治节、胃的和降、大肠的传导,形成多脏腑功能失调的局面。将"痰瘀互结于咽"纳入病机,解释了咽痛的原因,与桥本甲状腺炎的免疫紊乱病理有一定契合。

(二)述评:王老治疗甲状腺疾病整体观

1. 病机认识:肝为核心,多脏关联 王老对甲状腺疾病(甲亢、甲减、甲状腺结节、桥本甲状腺炎等)的病机把握,始终以"肝"为核心枢纽。认为甲状腺属"缨脉",与肝的疏泄功能密切相关,肝气失疏是发病基础,进而衍生"气郁化热""痰瘀互结""气虚阴伤"等病理变化。如甲亢以"肝郁化热,肝阳偏亢"为主,甲减多兼"肝气虚弱,疏泄不及",甲状腺结节强调"肝郁痰瘀互结",桥本甲状腺炎突出"肝郁兼脾肾不足"。同时注重多脏腑联动,肝郁乘脾而致便溏,肝木暗亢,邪热上扰,心神不宁致心悸失眠,肝与肾("肝肾同源"致腰痛头晕)的关联贯穿始终,形成"肝为核心,多脏受累,虚实夹杂"的病机体系。

2. 治法策略:辨证施治,动态调整 王老治法遵循"辨证施治,动态调整"原则,核心策略,一是"疏肝理气贯穿全程",无论甲亢、甲减或结节,均以柴胡、白芍等疏肝药恢复肝的疏泄功能;二是"标本分阶段侧重",急性期(如甲亢）以清热平肝为主，恢复期（如甲减）转向益气养阴，术后调理注重补气健脾；三是“多病机协同干预”，针对“痰瘀互结”采用化痰（浙贝母、瓜蒌）与化瘀（丹参、莪术）并举，针对“气阴两虚”以西洋参、黄芪配麦冬、五味子气阴双补；四是“据指标与症状微调”，如TSH异常加柴胡助疏泄，眼征突出增木贼、枸杞子明目，体现“效不更方，微调增效”。

3. 方药运用：经典融合，创新配伍 王老方药特色在于“经典方多元融合＋精准加减化裁”并行不悖。基础方常取逍遥散疏肝理气、生脉散益气养阴、二陈汤化痰祛湿、消瘰丸软坚散结；如甲亢用柴胡、黄芩疏肝清热，甲减加黄芪、白参补气升阳，结节伍昆布、牡蛎软坚。注重药物双向调节，如补气用太子参（平补）与白参（峻补）阶梯选择，清热用黄芩（苦寒）与青蒿（清透）区分虚实，利水用茯苓（健脾利湿）与泽泻（渗湿利水）兼顾不滞。同时紧扣靶器官调理，甲状腺肿大加荔枝核、皂角刺，眼部病症加菊花、桑叶，咽喉不适用木蝴蝶、胖大海，实现“整体调治＋局部靶向”。

4. 诊疗特色：病证结合，动态平衡 王老诊疗这类疾病凸显“中医整体观”与“阶段化调治”优势。强调结合现代检查指标（如TSH、FT_3/FT_4、甲状腺彩超）参以“微观辨证”以印证病机，如TSH升高提示“肝疏泄不足”，结节大小反映“痰瘀轻重”。治疗中注重“攻补平衡”，攻邪（软坚散结）不伤正，扶正（补气养阴）不助邪；“动静结合”，疏肝理气防气机郁滞，健脾益气固后天之本。从急症控制到慢病调理，始终遵循“据病机演变调整重心”，为甲状腺疾病的中医药治疗提供了“精准辨证、动态调治、标本兼顾”的典范。

三、风湿免疫病验案

(一) 验案

1. 雷诺综合征(血痹)

徐某,男,39岁,2012年11月2日首诊。

两手遇寒热后变苍白色,继而转紫红,终而变红色,为时二月许。头晕,颈胀不适,手麻,腰痛,夜寐不谧,纳食馨,二便调。舌淡暗红,苔薄黄,脉细弦。既往有颈椎病病史。

西医诊断:雷诺综合征;颈椎病。

中医诊断治法:血痹;项痹。前者为肝失条达,血道不畅,复加寒气侵袭,血脉舒挛失利;而后者乃肾虚,骨失煦养,骨络瘀阻所致。治以补肾壮骨,疏清肝木,调畅血气,温散寒气。

处方:黄芪30g,当归10g,白芍10g,川芎10g,熟地黄15g,葛根20g,柴胡10g,枳壳10g,姜黄10g,丹参15g,桂枝8g,鸡血藤15g,豨莶草10g,桑寄生15g,夜交藤30g,怀牛膝10g。14剂。每日1剂,水煎服,分早晚两次温服。

2016年11月18日二诊:血痹、项痹之疾,前投补肾壮骨,疏清肝木,调畅血气,温散寒气之剂,病症曾缓解多年,近来又见双手遇寒,肤色为苍白-乌紫-淡红,指端发凉发麻,颈胀痛,腰痛,口干。舌淡红,苔薄,脉细弦。以原方增损。

中医治法:加强补肾填精,益气壮骨之力。

处方:黄芪30g,当归10g,白芍10g,川芎10g,熟地黄15g,葛根20g,柴胡10g,枳壳10g,片姜黄10g,丹参15g,桂枝8g,鸡血藤15g,豨莶草10g,桑寄生15g,夜交藤30g,怀牛膝10g,枸杞子15g,女贞子15g,菟丝子10g。14剂。每日1剂,水煎服,分早晚两次温服。

[按]王老认为,血脉生成过程和木之生发、拓展之性可以进行类比。整个循环系统迂回弯转,"曲伸"有致,酷似一棵枝繁叶茂的大树,树根为血之源泉,血脉主干粗大、笔直、强韧,而后逐级分支,随后成为脉络,并依靠这些极细极多脉络来汲取交换营养物质,完成血液"濡养"之能,供给人体各器官组织

的需要。因此，筋脉、血脉、血络均属于木，由肝所主，肝主血脉也。血痹是血脉痹阻之病，因肝与血脉相关，故血痹可从肝论治。王老常以黄芪桂枝五物汤、四逆散、四物汤加减化裁，其主要目的在于养血柔肝，疏木调气，活血通脉。若兼有他病，如本案中肾督不利之项痹，王老则兼而治之，加入补肾通督、活络止痛之品。

该案属于风湿免疫系统疾病，王老把握血痹关键在于“肝失疏泄 - 寒凝血瘀 - 肾虚络阻”而发病。患者“两手遇寒热身色变化”系“肝失疏泄，血道不畅”，遇寒加重，寒邪凝滞血脉，致血管舒缩失常；“颈胀不适、手麻”与颈椎病及“肝筋失养、血脉不畅”相关；“腰痛”属“肾虚骨络瘀阻”，“夜寐不谧”因肝郁血瘀扰神，肝魂不宁；舌淡暗红、苔薄黄印证“寒凝血瘀，轻微化热”，脉细弦呼应肝郁、血瘀、肾虚，形成“肝失疏泄 - 寒凝血瘀 - 血脉挛缩 - 肾虚络阻”的病机网络，凸显“寒、瘀、虚、郁”交织为患的特点，可谓识证精准。方中黄芪、桂枝、白芍、川芎、熟地黄、当归、柴胡、枳壳即为上述三方化裁，并加入丹参、鸡血藤、豨莶草、夜交藤增强补益肝肾，活血通脉之功，为王老治疗血痹常用验方“通痹汤”。又因肾中亏虚，骨失煦养，骨络瘀阻而成项痹，复加怀牛膝、桑寄生滋补肝肾；葛根、片姜黄活血化瘀，通脉止痛。形成“疏肝理气为先导、温通血气为核心、补肾壮骨为根本、兼顾安神通络”的多维治法体系。

服前药后，病症曾缓解四年有余。一方治之即取效多年，堪称经典，其乃“疏肝调气 - 温通血脉 - 补肾壮骨”并举之法。二诊又现复发征象，加强补肾填精壮骨，培固根本，以求精足而水火环抱，阴阳自和。

2. 膝骨关节炎、类风湿关节炎（膝痹）

曾某，女，46 岁，2018 年 7 月 28 日首诊。

双膝关节肿痛 1 年余，右膝为著，局部稍伴灼热感，与天气变化相关，其余关节均不疼痛。舌淡红，苔薄黄，脉细弦。类风湿因子 78.2IU/ml，C 反应蛋白 14.8mg/L，血沉 53mm/h。双膝 MBI 示骨关节炎，髌上囊滑膜炎可能。

西医诊断：膝骨关节炎，类风湿关节炎。

中医诊断治法：膝痹，尪痹。肝肾亏虚，筋骨失养，风湿内生，痰瘀互结，膝关节瘀阻。拟补肝肾，调气血，祛风湿，壮骨通络。

处方：黄芪 30g，当归 10g，白芍 10g，熟地黄 15g，川芎 10g，独活 10g，桑寄生 15g，炒苍术 15g，黄柏 10g，怀牛膝 10g，茯苓 20g，九香虫 10g，薏苡仁 20g，油松节 10g，安痛藤 20g，乌梢蛇 10g，甘草 5g，延胡索 10g。14 剂。

［按］痹者，气血闭阻也，《素问·痹论》云：“所谓痹者，各以其时重感于风寒湿之气也。”阐明了痹证主要由于感受风寒湿之气，气血闭塞而成。先圣仲景则以“历节”名之，症状以不可屈伸，疼痛为主，并以桂枝芍药知母汤、乌头

汤治之。唐人王焘论述关节疼痛状如虎咬的疾病，称为白虎病，《近效方》论白虎病多因虚所致，又外受风寒暑湿之毒，王老遵古执今，认为痹证常以肝肾亏虚为先，后受风寒湿热之邪，外受之邪气与内生之痰瘀互结，阻滞关节所致。

该患者右膝肿胀疼痛，伴灼热感，此为风湿夹热。待天气变化，阴雨天时，湿气较重，体内气机胶着不行，湿热愈郁所致，究其根本则为肝肾亏虚，筋骨失养。故以当归、白芍、熟地黄取归芍地黄丸之意补肝肾之虚，配独活、桑寄生取独活寄生汤之意祛风湿，益肝肾，再合四妙散，即黄柏、苍术、怀牛膝、薏苡仁清下注之湿热，利痹阻之经络，配走窜之九香虫、乌梢蛇祛经络之邪，油松节、安痛藤利关节，祛风湿，止痹痛，黄芪重用补气以行血中之滞。

油松节在膝关节疾病的运用：①形态类比。枢纽支撑如关节。油松节是松枝的坚硬结节，既是枝干连接“枢纽”，又是承重抗风“关键节点”；人膝关节同样承担支撑与屈伸功能，二者“结节枢纽”的形态共性，使油松节天然靶向关节痹痛。②特性类比。抗风御湿护关节。油松节常年暴露于风霜雨露却不易腐朽，蕴含“抗风御湿”特性；中医“同气相求”理论下，其能引药入关节，抵御风湿邪气。如同膝关节易受风湿侵袭而肿痛，油松节的抗邪特性可助关节抵御外邪侵扰。③功效类比。通利结节畅关节。油松节在松树中负责津液输布，瘀阻则枝干枯萎；入药能疏通结节瘀滞。膝关节作为气血运行“节点”，风湿痹阻时气血不通致肿痛僵硬；油松节辛温行散之性，恰能疏通关节络脉瘀滞，恢复气血流通。油松节的运用，体现了中医“道法自然”的用药智慧，为关节风湿痹证治疗选药提供新的思路。

3. 类风湿关节炎（尪痹）

张某，男，77岁，2019年5月14日首诊。

两手关节、膝、踝及足趾关节肿痛10余年，头晕，目眩，耳不鸣，腰痛，夜寐谧，纳食馨，二便调。舌淡暗红，苔薄黄，脉弦细。类风湿因子21.60IU/ml，抗链“O”正常，血肌酐120μmol/L，尿素氮正常，尿酸169mmol/L，尿常规示蛋白+，余均为阴性。

西医诊断：类风湿关节炎，慢性肾功能不全。

中医诊断治法：尪痹，肾衰。肝肾亏虚，湿热内生，蕴聚于关节骨络，肾脏其虚衰之象已现，封藏失职，营精暗泄，浊毒内生。拟补肝肾，益精气，祛风湿，倾泻溺毒，强筋健骨。

处方：黄芪30g，当归10g，熟地黄15g，白芍10g，川芎10g，山茱萸10g，山药20g，丹参10g，茯苓20g，泽泻10g，黄柏10g，炒苍术15g，鸡血藤15g，桑寄生15g，威灵仙10g，薏苡仁20g，怀牛膝10g，延胡索10g。14剂。

［按］关节肿痛已有十余年，此为尪痹，而痹证日久，易内陷脏腑，经曰："风寒湿三气杂至，合而为痹也。"痹属风寒湿之邪闭阻气血，邪气不除，郁而化热，风湿热邪聚于骨节经络，骨伤则肾败，日久则发为肾衰。患者腰痛、肌酐升高、尿蛋白+，此因肾脏虚衰，封藏失司，营精暗泄，浊毒内生所致。高龄患者"肝肾亏虚"是共同病理基础，湿热既是关节痹痛的诱因，也是加重肾衰的因素（湿热伤肾），浊毒内停又会反助湿热，形成"痹-肾-湿-毒"恶性循环，避免单纯治痹伤肾或纯补肾助湿。治法以"补肝肾"为核心，兼顾关节与肾脏的虚损；以"清湿热、通经络"解关节急症，防湿热伤肾；以"泄浊毒"护肾功，为补肾创造条件。故以归芍地黄丸补其肝肾，舌淡暗红，为气虚血瘀之象，故以黄芪补其气，川芎、丹参活其血；配四妙散，黄柏、苍术、怀牛膝、薏苡仁清关节与肾中的湿热浊毒，实现"益肾不助湿，清湿不伤肾"；鸡血藤活血通络；《本经逢原》云"寄生得桑之余气而生，性专祛风逐湿，通调血脉"，能补肝肾，强筋骨，又具活血络之象；威灵仙祛风通络；《药性赋》云"延胡索理气痛血凝，调经有助"，延胡索擅长理气止痛，理关节壅塞之血气，体现"通络助肾运，泄浊防痹重"。

该案为"类风湿关节炎合并慢性肾脏病"的患者，王老认为其可"痹肾同治"，突破了"单治关节或单治肾"局限，其前提在于精准把握"关节痹痛与肾衰"的内在联系。

4. 痛风病（痛风）

【案1】向某，男，23岁，2019年4月17日。

神疲乏力伴随间歇足趾关节肿痛2~3年，头晕，目眩，耳鸣，腰不痛，纳食馨，口微渴，夜寐梦扰，尿不多，大便软溏，日解1次。舌淡红，苔薄黄，脉濡弦缓。

西医诊断：高尿酸血症、痛风病。

中医诊断治法：痛风。肝肾两虚，水湿不化，久蕴变生为湿热且酿毒，逆渗于营血，侵蚀关节，骨络瘀阻而成。治以健脾补肾，清利湿热，活血通络。

处方：黄芪20g，知母10g，苍术15g，黄柏10g，薏苡仁30g，牛膝10g，熟地黄15g，山茱萸10g，山药20g，牡丹皮10g，茯苓20g，泽泻10g，天麻10g，法半夏10g。10剂。

［按］痛风以其疼痛阵作、来去如风的临床特点而得名，病理基础为肾精气亏虚，水湿不化，变生为湿热，久酝酿毒，逆渗于营血，乘虚入侵骨络。明朝虞抟所著《医学正传》卷四云："夫古之所谓痛痹者，即今之痛风也。诸方书又谓之白虎历节，以其走痛于四肢骨节，如虎咬之状，而以其名名之耳。"急性期多因外寒内湿相搏，闭阻关节经络肌肤而发病；寒湿闭阻关节经络则见关节剧

烈疼痛；午夜阴寒最盛，故疼痛多于午夜突然发生或加重；湿浊之邪侵入关节肌肤则关节肿胀；湿性重着下行，故受累关节以下肢跖踝为多见。

该案虽以“湿热酿毒”为标，但“肝肾两虚、脾虚失运”是本，患者23岁发病提示先天禀赋不足或后天失养，或是二者相兼，为避免单纯清热利湿伤脾肾，王老强调“补虚以助祛邪”，此论堪为后学者留意。且王老平素治疗痛风，多用知柏地黄丸合四妙散加减。方用知母清热养阴，黄柏清利湿热，消肿止痛，熟地黄、山茱萸、山药、黄芪健脾补肾，苍术、薏苡仁、泽泻健脾燥湿，渗湿除痹，茯苓益脾培土、淡渗利湿，天麻祛风通络，牛膝补益肝肾，牡丹皮活血通络，化瘀散结，法半夏燥湿，理气化痰。诸药合用，共奏健脾补肾、清利湿热、活血通络之功。

王老临证治病，善于创新，多有新见，该案突破“青年痛风仅湿热”局限，重视“本虚”。

【案2】谭某，男，45岁，2019年6月25日首诊。

双足大趾及踝关节交替肿痛10余年，伴血尿酸高，目前以右足大趾及踝关节内侧疼痛为主，伴见头晕目眩耳鸣，颈胀，腰痛，神疲，夜寐梦扰，纳食不馨，口干，夜尿1次，大便软溏，日解1次，舌淡红，苔薄黄，脉濡细弦。今日血尿酸625μmol/L，肌酐117μmol/L。

西医诊断：高尿酸血症、痛风病。

中医诊断治法：痛风。痛风之疾，病名出自《名医别录》。《丹溪心法》言“恙由肾精气亏虚，水湿不化，变生为湿热，肾主骨，邪之所凑，其气必虚”，湿热之邪逆渗于营血，侵蚀骨络，骨络瘀阻而成，本虚标实。拟补肾益精，清利湿热，活血化瘀以通络。

处方：黄芪30g，淫羊藿10g，当归10g，生地黄15g，熟地黄15g，知母10g，黄柏10g，炒苍术15g，怀牛膝10g，茯苓20g，薏苡仁30g，泽泻10g，山茱萸10g，山药20g，石韦15g，蚕沙10g，威灵仙10g。10剂。

［按］痛风论治，无论是中医还是西医，若求根治或治愈，殊为不易。王老认为，痛风的发生与脾、肝、肾功能失调有关，其论治痛风时，往往采取“调补通清”的平衡策略。治法以“补肾益精”为核心，针对慢性病程中肾精渐耗的本质；以“清利湿热”为关键，清除病理产物，减轻关节炎症；以“活血化瘀通络”为纽带，改善局部瘀阻，缓解疼痛。其次，《经》云“邪之所凑，其气必虚”，患者肝肾功能已现不足，加之饮食不当，脾胃运化失司，“痰湿”“湿浊”在体内聚集，积久则“湿”“热”“瘀”并存。与此同时，如果肾的排泄湿浊功能缓慢，肝的疏泄气机、辅助清除病理产物的能力降低，机体内的这些致病因素就会乘虚而入，留驻于关节、肌肉，造成关节的气血运行不畅、闭阻不

通而发为红肿、热痛、关节屈伸不利、活动不灵、肌肉疼痛、麻木等症状。治疗当补肾益精，清利湿热，活血化瘀以通络，注意顾护胃气，待气血调和、分清泌浊之功能恢复，瘀浊即可逐渐泄化，而血尿酸亦将随之下降。本案中方药以六味地黄丸补肾填精，二妙散加味清利湿热，黄芪、茯苓健脾益气，兼顾肾、脾、湿热、瘀血，为慢性高尿酸血症合并痛风（尤其伴肾功能轻度异常），提供“标本兼顾、攻补适宜”的调治范例，也彰显了王老“治久病必补肾，治痹证必通络”的论断。

5. 退行性骨关节病（骨痹）

【案1】曾某，女，53岁，2019年10月25日首诊。

两膝关节，肩关节及右食指关节疼痛1年余，与天气变化无关。腰酸疼，头不晕，夜寐不谧，纳食馨，大便软溏，日解2次。舌淡红，苔薄黄，脉细弦。

西医诊断：骨关节病。

中医诊断治法：骨痹。肝肾亏虚，筋骨失养，骨络瘀阻。拟补肝肾，强筋骨，活血通络。

处方：黄芪30g，当归10g，熟地黄15g，白芍10g，川芎10g，怀牛膝10g，独活10g，桑寄生15g，威灵仙10g，片姜黄10g，葛根20g，鸡血藤15g。14剂。每日1剂，水煎服，分早晚两次温服。

［按］《灵枢·刺节真邪》载：“虚邪之中人也，洒淅动形，起毫毛而发腠理，其入深，内搏于骨，则为骨痹。”中医学认为“肾主骨生髓”，髓居骨骼之中，并能充实濡养骨骼。肾精充足，髓充骨满，骨骼健壮强硬。肾精亏则骨失所养，则骨易变脆增生。肝具有藏血的生理机能，肝主筋，若肝血充足则筋脉强劲，起到约束骨骼滑利关节的作用。肝血不足，其濡养经筋的能力必定下降，那么关节屈伸活动将受限。40岁后，人体阴气减半，肝肾精血逐渐亏损，肾虚不能主骨，肝虚无以养筋，致使筋骨失养，是本病发生的基础。《素问·举痛论》载：“脉泣则血虚，血虚则痛。”疼痛多来自“不通，不荣”。故王老认为治疗骨痹应从补益肝肾，强健筋骨入手，兼以活血通络。方中熟地黄、怀牛膝补肝肾、强筋骨，配合桑寄生加强补肝肾的同时祛风除湿；威灵仙祛风除湿，疏经通络，合用独活祛风解表散邪；黄芪补益气血；当归补血活血；白芍敛阴护阴止痛；川芎活血行气止痛；片姜黄、鸡血藤破血通络兼清热。诸药共用以补益肝肾，活血通络，清热止痛。

随着老龄化加剧，骨关节疾病进一步高发，王老论治该类疾病，有几个特点，临证之时，可资参考。其一，“辨证精准”直击要害。通过“与天气变化无关”排除外感寒湿，聚焦“肝肾亏虚，骨络瘀阻”的内伤本质，避免“见痛止痛”的治标之误。其二，“方药配伍”兼顾全面。既用熟地黄、桑寄生补肝肾之虚，又以鸡血藤、片姜黄通骨络之瘀，更以黄芪、当归益气养血助运化，体现“虚则补之，瘀则通之，弱则强之”的全面调治。其三，“靶药施治”疗效倍增。怀牛膝引药下行专治腰膝，独活善治下部寒湿痹痛，片姜黄针对性缓解肩臂疼痛，威灵仙通行经络治指节疼痛，使药物“各归其经，各尽其能”，增强调治的精准性。

【案 2】陈某，男，74 岁，2019 年 2 月 28 日首诊。

双下肢疼痛、乏力 4~5 年，膝痛，腰痛，头不晕，耳听失聪，夜寐梦扰，纳食一般，口不渴，夜尿 2 次为主，伴尿急余沥不尽，大便软。舌淡红，苔薄黄，脉细弦。既往有腰椎膝关节退变、前列腺病史。

西医诊断：骨关节病。

中医诊断治法：骨痹。肝肾亏虚，筋膜、骨络瘀阻，经络失利；肝失疏泄，肾精气亏虚，致精室气血郁滞，气化失司。拟补肝肾，益精气，强筋壮骨，活血通络。

处方：黄芪 30g，当归 10g，熟地黄 15g，白芍 10g，川芎 10g，淫羊藿 10g，补骨脂 15g，山茱萸 10g，山药 20g，丹参 10g，茯神 10g，益智仁 15g，怀牛膝 10g，桑寄生 10g，威灵仙 10g，九香虫 10g，苍术 10g，黄柏 10g。14 剂。每日 1 剂，水煎服，分早晚两次温服。

［按］对于痹证的病因病机，王老通过多年的临床实践有了更进一步的认识，王老认为痹证主要外在病位为肌肉、经络、关节、筋骨，而基于“有诸于内，必形诸外”的微观辨证思想认为，肝主筋，肾主骨，脾主肌肉四肢，故痹证之内因当责之于肝、肾、脾虚损，“邪之所凑，其气必虚”，正虚是痹证发病的重要内在因素。

《金匮要略》在论述历节病的形成原因时指出：“寸口脉沉而弱，沉即主骨，弱即主筋，沉即为肾，弱即为肝。”说明肝肾亏虚，水湿浸渍，伤及血脉留滞关节为历节病的主要病机。

至于现代病名“类风湿关节炎”所言之“类风湿”，乃是脏腑虚损致病所出现类似风湿的表现，而并非外受之风湿，而此风湿从何内生呢？大抵始于肝、脾、肾三脏：肝之疏泄失司，气血运行不畅，则筋脉痹阻；脾虚水湿不化，水湿内生流于经络，发为湿痹，若兼肝气乘脾，则郁久化热，湿热乃生；肾主骨生髓，肾虚则骨失煦养，骨络萎弱，久则生瘀。骨、筋久痹失荣，故骨松、筋缩、节挛、肉卷而肢体变形。

《素问·痹论》中提到：“风寒湿三气杂至合而为痹也，其风气胜者为行痹，寒气胜者为痛痹，湿气胜者为着痹”。“合”做何解？王老指出其一必须为三气夹杂，其二虽感风寒湿三邪，若正气不虚，如气血不足、肝肾亏虚、脾胃不健等，亦不至于发病,此为“合者内外相招”之意也。

本案患者为老年男性,主要以双下肢疼痛、乏力、膝痛、腰痛为主,王老认为主要由于肝肾亏虚,筋膜、骨络瘀阻,经络失利,而导致肝失疏泄,肾精气亏虚,最终导致精室气血郁滞,气化失司。故王老认为应补肝肾,益精气,强筋壮骨,活血通络为治则。方中熟地黄、山药、山茱萸为王老常用的补益肝肾之品,再加以淫羊藿、补骨脂、桑寄生加强补益肝肾之效,同时强健筋骨,牛膝既能补肝肾又能活血引血;重用黄芪补气益精;当归、九香虫、川芎活血通络,配合威灵仙疏经通络;白芍敛阴和营,固护阴气;益智仁、茯神安神益智;苍术燥湿祛痰,合用黄柏清热燥湿,使热清湿祛而骨痹可缓。

王老临床亦常常强调“老年病重补”之旨:肝充则筋脉得养,肾足则骨髓充盈、精室得固,通过滋补肝肾使筋骨与精室同获滋养。如给老树培土固根、引水润田,从根本上改善“虚损失养”的核心矛盾。其治关节痹证多以强筋壮骨活血通络,体现“通以止痛”之法,针对“骨络瘀阻”的疼痛标象,以活血通络药物疏通瘀滞,强筋壮骨药物增强筋骨韧性,如疏浚河道兼加固堤岸,“通则不痛,壮则不损”。兼顾精室郁滞与湿浊体现“兼证同治”之变,即针对“尿急余沥不尽”,此亦中老年男性患者之通病,通过疏肝理气、化湿通淋调治精室,避免兼证耗伤正气,影响主症恢复。

【案3】蒋某,女,44岁,2020年1月19日首诊。

右膝关节疼痛2~3年,活动不利,乏力,胃不适,纳食一般,夜寐不谧,头不晕,二便调。舌淡红,苔薄黄,脉细弦。

西医诊断:右膝骨关节炎。

中医诊断治法:骨痹。肝肾亏虚,筋骨失养,骨络瘀阻。拟补肝肾,益精气,强筋骨,活血通络。

处方:黄芪30g,淫羊藿10g,补骨脂10g,骨碎补10g,当归10g,白芍10g,熟地黄15g,川芎10g,威灵仙10g,延胡索10g,九香虫10g,鸡血藤15g,山茱萸10g,山药20g,茯神15g,油松节10g。14剂,水煎服,分早晚两次温服。

[按]《素问·上古天真论》曰:“七八,肝气衰,筋不能动。八八,天癸竭,精少,肾脏衰,形体皆极,则齿发去。”说明随着年龄的增长,肝气衰竭,肾精亏虚。《中藏经》云:“骨痹者,乃嗜欲不节,伤于肾也。”提出肾虚是骨痹的发病基础。《医经精义》言:“肾藏精,精生髓,髓生骨,故骨者肾之所合也。”又言:“髓者,肾精所生,精足则髓足,髓在骨内,髓足则骨强。”肝藏血主筋,肾藏精主骨,肝血、肾精充盈,则筋骨隆盛。

膝骨关节炎,常发于中老年人群,此正合古人所云之“年四十而阴气自半”,实乃肝肾亏虚,精血枯槁,肝血不足无以滋养筋脉,肾精亏虚不能荣养骨节，筋骨失养，终致骨损筋挛。叶天士创“通络”说，提出久病入络、久痛入络理论，骨痹病久，络脉不畅，血行瘀滞。故王老遵循叶氏之说，认为骨痹应在补肝肾、益精血的同时活血通络。

本案患者右膝关节疼痛2~3年，为中老年女性，肝肾亏虚，筋骨失养，病久入络成瘀。故治以补肝肾，益精气强筋骨，活血通络。方中黄芪益精气；淫羊藿、补骨脂、骨碎补补肝肾、强筋骨；当归补血同时活血以化经络之瘀血；白芍敛阴和营止痛；熟地黄、山茱萸、山药补肝肾，配合威灵仙祛风除湿通络；川芎、延胡索活血通络止痛，合用鸡血藤清热活血；松节通络止痛；茯神养心安神。纵观全方，重在补肝肾、强筋骨、益精气，兼以活血通络。

此外，该骨痹患者，其胃纳不适，王老遂选用九香虫，其本具多重价值，契合“肝肾亏虚、骨络瘀阻、脾胃失调”病机。九香虫其性温可入肝脾肾经，能温补肝肾阳气助肾精化生，配滋阴药强筋骨，改善乏力疼痛。辛香走窜能行气活血，通关节骨络瘀滞，与通络药协同解疼痛、利活动。又可疏肝理气和胃，缓解骨痹久致的脾胃不适，防滋补药碍胃，为气血生化与药物吸收助力。其温而不燥、通不伤正，尤适虚中夹瘀兼脾胃不和的骨痹患者，补不滞，通不伤阴，此法堪传，可资借鉴。

【案4】曾某，女，69岁，2017年4月26日首诊。

头痛间作1年余，现以后脑为主，伴颈胀痛，两手发麻，腰痛，夜寐不谧，纳食馨，胃不胀痛，大便软溏，日解2~3次，夹不消化残渣。舌淡红，苔薄黄，脉细弦。BP 136/80mmHg。头MRI示脑萎缩，脑白质轻度脱髓鞘改变。颈椎退变，C3/4~C6/7后突；腰椎退变，L2/3~L5/S1突出。

西医诊断：颈椎、腰椎病变，脑动脉硬化，脑萎缩，脑白质脱髓鞘病变。

中医诊断治法：骨痹。脑髓消，肝肾亏虚，髓海不足；骨失煦养，骨络瘀阻。治以补肝肾，益精血，强腰壮骨。

处方：天麻10g，黄芪20g，当归10g，熟地黄15g，山茱萸10g，山药15g，丹参10g，葛根20g，片姜黄10g，桑寄生15g，杜仲15g，怀牛膝10g，女贞子10g，枸杞子15g，茯神15g。10剂。每日1剂，水煎服，分早晚两次温服。

［按］《张氏医通》记载：“膝为筋之府。”肝主筋，故膝骨痹与肝联系非常紧密。《中藏经》指出：“骨痹者，乃嗜欲不节，伤于肾也，肾气内消，则不能关禁，不能关禁，则中上俱乱，中上俱乱，则三焦之气痞而不通，三焦痞而饮食不糟粕，饮食不糟粕则精气日衰，精气日衰则邪气妄入。”

王老认为，肝藏血主筋，肝血充盈，筋得濡养则强壮柔韧，筋强则能束骨以利关节；肾藏先天之精血，脾化生后天之精微，散精于肝，肝主疏泄，淫气于筋，促进筋骨对精血的吸收利用，维持关节功能正常。肝肾之精血是筋骨活动的物质基础。人至中年,肝肾始衰,肾精亏,骨失滋养,骨骼枯槁,退化变性;肝血虚,筋失荣养,则筋肉拘挛、关节僵硬及功能障碍。体内正气虚衰,风、寒、湿等邪气乘虚侵入,闭阻于经络则疼痛乃生。因此,肝肾亏虚、精血不足是膝骨痹发病之本,故治疗本病,关键在于补益肝肾、益精养血。

方中熟地黄、山茱萸、山药共为君药,共同补益肝肾、益精养血;桑寄生、怀牛膝、女贞子、枸杞子共为臣药,助君药增加补肝肾之功效;天麻平抑肝阳,以防肝肾不足导致肝阳上亢而头痛;黄芪补气升阳;牛膝配当归,牛膝补肝肾、强筋骨、引血下行,当归既能补血又能行血,有消肿止痛之功;丹参、片姜黄活血化瘀,以疏通骨络;茯神养心安神;葛根养阴生津,杜仲补肝肾,强筋骨。诸药合用,有补肝肾、益精血、强腰壮骨之疗效。

王老临证时强调辨证论治要从"人的整体"入手,该老年病调治即体现了"整体观",精准把握老年退行性病变"多脏同病、虚瘀交织"特点,用药时既补肝肾充脑髓治脑萎缩,又强筋骨通骨络治颈腰椎退变,兼顾脾虚安神改善便溏寐差。方药寒温适宜,滋而不腻,通而不峻,攻补兼施,适配老年"虚不受攻、补不耐滞"体质。

6. 骨质疏松(骨痿)

龙某,女,55岁。2019年4月16日首诊。

双手足有时僵硬不适多年,早晚为著,白天活动时并无不适,局部无肿胀。头晕、目眩,无耳鸣,颈不胀,腰痛,弯曲不利。夜寐谧,纳食二便均可。舌淡红,苔薄黄,脉细弦。既往有骨质疏松病史。

西医诊断:骨质疏松,腰椎病变。

中医诊断治法:骨痿之疾。肝肾亏虚,精乏不足,骨络失养,瘀阻而成。治以补肝肾,益精血,壮骨强腰。

处方:黄芪30g,当归10g,熟地黄15g,白芍10g,川芎10g,淫羊藿10g,山茱萸10g,山药20g,丹参10g,补骨脂15g,桑寄生15g,杜仲15g,怀牛膝10g,天麻10g,菟丝子15g,鸡血藤15g。14剂。每日1剂,水煎服,分早晚两次温服。

[按]骨痿是中医以骨骼软弱无力、痿废失用为特征的病证,多与肝肾亏虚、精血不足相关。《素问·痿论》篇所记载:"肾主身之骨髓……肾气热,则腰脊不举,骨枯而髓减,发为骨痿。"现代医家认为绝经后骨质疏松为多脏腑病变疾病。证型多以相兼形式出现,少见单一脏腑虚证,但总体认为肾虚是根本病因。

王老推崇前人的说法,同时根据其多年的临床经验,认为骨痿不光与肾虚有关,也与肝有着不可分割的联系。王老认为肝藏血,畅达气机,主筋骨等皆与筋脉骨骼强健有着密切的联系。《灵枢》中有云“五十岁,肝气始衰……目始不明”,说明肝脏功能的减退会导致人体多脏腑功能的衰退。肝藏血,肾藏精,肝肾精血互相滋生,共同促进骨骼的生长。本案患者为中老年女性,双手足时有僵硬不适多年,头晕目眩,伴腰痛,有骨质疏松病史,王老认为其为肝肾亏虚,精乏不足,而致使骨络失养,瘀阻而成。本案55岁女性,更年期后期,肝肾渐衰,肾精不足则骨失充养,肝血亏虚则筋脉失濡,致骨质疏松,腰痛弯曲不利,双手足僵硬,且在早晚精血未充时加重。病机核心为“肝肾亏虚为本,精血不足为要,骨络失养瘀阻为标”,常伴清窍失荣而出现头晕目眩。治以补肝肾、益精血、壮骨通络,以契合“肾主骨生髓”理论。

方中黄芪益精气;当归活血补血;熟地黄入肝、肾二经,配合当归不仅有补血的功效,且可潜阳滋阴,取“壮水之主,以制阳光”之理念;山茱萸入肾经,性温,可补肾调精;山药入脾胃肾肺经,补肝肾同时健脾胃,补先天之本同时补后天之本;淫羊藿属阳,化气为用,益精气,坚筋骨;牛膝、补骨脂补肝肾、补腰膝、强心力,共补肾阳,强筋健骨;方中亦重用杜仲、桑寄生、菟丝子补肝肾,王老认为在补精的过程中亦需填补阳气,此为预防骨痿的重要准则,杜仲、桑寄生、菟丝子联合补骨脂共补肝肾益阳气,助阳益精;白芍敛阴和营,柔肝止痛;川芎活血行气止痛,合用丹参、鸡血藤加以清热活血化瘀,去瘀血生新血;天麻平肝潜阳,止眩晕,使肝阳下潜。诸药合用,补肝肾,益精血,壮骨强腰。

7. 高尿酸血症、链球菌感染(行痹)

秦某,男,37岁,2021年8月5日首诊。

一身小关节及肌肉酸痛不适四年许,伴游走性,与天气变化关系不大。夜寐不谧,纳食馨,口干苦,咽痛,大便溏,日解两次,尿黄。舌淡红,苔薄黄,脉弦细。类风湿因子正常,抗链“O”及血尿酸明显升高。

西医诊断:高尿酸血症、链球菌感染。

中医诊断治法:行痹。按“痹证”论治,肝肾亏虚,风湿侵袭与肾虚湿热不化两者相召而成,故治以祛风湿,清湿热,补肝肾,强筋骨,佐以清利咽喉。

处方:忍冬藤20g,麻黄5g,苦杏仁10g,薏苡仁30g,炙甘草5g,炒苍术15g,黄柏10g,羌活10g,独活10g,防风10g,当归10g,熟地黄15g,白芍10g,川芎10g,茯苓20g,牛膝15g,九香虫10g,安痛藤20g,马勃10g。14剂。每日1剂,水煎服,分早晚两次温服。

[按]风痹即行痹也。此病从外因而言,多由平素调摄不慎,或气候变化,风邪侵袭,痹阻肌肤经络、肢体关节,气血不通而发。内因常为先天禀赋不足,素体虚弱,营卫不和,卫阳不固,或病后失养,精血不足,腠理空疏,风

邪或夹寒、湿、热等邪乘虚侵袭，或肢体关节失养而致痹。风痹的发生，往往是内外合邪使然，又由于其风气大胜，故临床常以游走性疼痛为特征性表现。即《症因脉治》所言“风痹之因，或元气不充，或病后体虚，或饥饿劳役，风邪乘之，则风痹之症作矣”；“风痹之症，走注疼痛，上下左右，行而不定，故名行痹”。

本案全身肌肉酸痛及小关节游走性疼痛，当知风气大胜，攻冲走窜，经脉、筋肉绌急而痛也。大便溏、脉细当为湿邪内蕴，脾土失健，运化失常。湿邪久羁不去，继而化热，湿热相抟，熏蒸上下，气被湿阻，阴被热伤，因而临床表现出夜寐不宁，口干苦，咽痛，尿黄等诸多兼症。治疗上，当以祛风湿为要。《素问·六节脏象论》篇云“肝者，罢极之本……其华在爪，其充在筋”，即四肢筋膜病变与“肝”关系密切；况肝为风木之脏，风胜之病，在内肝气应之，故祛风可从肝论。此外需兼顾湿邪久羁化热的特点，辛温祛湿的同时加以清热，平衡两端，避免用药偏颇。

处方时，王老以四物汤、四妙散、麻杏苡甘汤化裁为“通痹汤”，专为风湿痹阻，内蕴化热，肝肾亏虚之行痹而设，其组成为：麻黄 5g，苦杏仁 10g，薏苡仁 30g，炙甘草 5g，炒苍术 15g，黄柏 10g，牛膝 15g，当归 10g，熟地黄 15g，白芍 10g，川芎 10g，忍冬藤 20g，安痛藤 20g，羌活 10g，独活 10g，防风 10g，茯苓 20g。

方中四物汤养血柔肝，滋补肝肾，益木中阴体，启疏泄之用，转周身痹阻结气。四妙散乃去湿热痹证之名方，辛温燥湿之余，加以苦寒之品坚固阴气，使之燥化不能太过，同时又补利兼施，祛邪不伤正，扶正不碍邪。麻杏苡甘汤出自《金匮要略》，方中麻黄、苦杏仁解表宣肺，以疏散风邪；薏苡仁除湿清热；炙甘草和中，调和药性。是仲景治疗风湿所致周身疼痛的有效方剂。每日 1 剂，水煎服，分早晚两次温服。复加忍冬藤、安痛藤、羌活、独活、防风，增其祛风除湿、通络止痛之功。茯苓与薏苡仁相配，健脾祛湿之力显，与风药相合，分消湿邪于肌表和小便。因本案中，罹患行痹四年有余，顽固不除，故另加九香虫行气化瘀，通络止痛，药取虫蚁之品，意在“飞者升，走者降，灵动迅速，追拔沉混气血之邪”，非此则血瘀难解，气结难通。咽痛者，加马勃清热疏风，利咽止痛。

综上可知，王老辨治该案颇具特色：其一，精准抓住肝肾亏虚为该案核心。以“游走性酸痛”定“行痹”，结合“口干苦、尿黄、苔黄”辨“湿热”，凭“久病”断“肝肾亏虚”，多维印证病机。其二，方药配伍时攻防兼顾。祛风湿用羌活等不温燥，清湿热选苍术黄柏不苦寒，补肝肾用四物等不滋腻，适配“虚实夹杂、湿热并存”体质，避免单纯“祛邪伤正、纯补助湿”。其三，病证互参以增疗效。针对西医“链球菌感染”用忍冬藤、马勃清热解毒，对应“高尿酸血症”以苍术、黄柏、薏苡仁清利湿热，助排尿酸。中医辨证与西医病理指标呼应，体现“祛风湿清湿热为治痹止痛之标，补肝肾强筋骨为防复发之本”的长远思维。

8. 腰痛查因（虚证）

徐某，男，36岁，2017年1月5日首诊。

腰痛2月余，久立劳累时明显，休息后可缓解，头不晕，目不眩，记忆力减退。夜寐梦扰，有时不易入眠，神疲。纳食尚馨，口干，时有尿意，大便软溏，日解1次。舌淡红，苔薄黄，脉弱。

西医诊断：腰痛查因。

中医诊断治法：虚证。精气神不足。治以补肝肾，益精气，养心神。

处方：白参10g，黄芪30g，当归10g，淫羊藿10g，熟地黄10g，山茱萸10g，山药20g，茯神15g，泽泻10g，益智仁15g，制远志10g，菟丝子15g，桑寄生15g，女贞子10g，枸杞子10g，炒酸枣仁20g。14剂。每日1剂，水煎服，分早晚两次温服。

2017年1月16日二诊：腰痛显减，寐已能入眠，仍梦扰易醒。舌淡红，苔薄黄，脉弱。

中医治法：虚证。上方加强安神。

处方：上方加合欢皮20g。14剂。每日1剂，水煎服，分早晚两次温服。

2017年11月28日三诊：前方药后肝肾亏虚，精气神不足之象显著改善，停药已久，旧症复发。舌淡红，苔薄黄，脉细弦。

中医治法：虚证。原法加养阴之品，阴平阳秘，阴生阳长。

处方：西洋参10g，黄芪20g，天冬、麦冬各15g，淫羊藿10g，熟地黄15g，山茱萸10g，山药20g，茯神15g，炒酸枣仁20g，女贞子10g，枸杞子15g，菟丝子15g，桑寄生15g，沙苑子15g，益智仁15g。14剂。每日1剂，水煎服，分早晚两次温服。

2017年12月19日四诊：腰痛减缓，神疲、夜寐改善。舌淡红，苔薄黄，脉细弦。

中医治法：虚证。上方加强补肾壮腰，气阴兼调，养心安神。

处方：上方加杜仲15g。14剂。每日1剂，水煎服，分早晚两次温服。

［按］王老在治疗杂病时推崇多脏调燮、杂病治肝、病证同辨。临证常以阴阳为纲，运用五行生克规律，承制相因，关联脏腑相互调控思维，从系统关联的角度分析错综复杂的临床表现，选药组方重视多脏器调整，与圆运动的古中医学提出的轴轮并运之法相合。本案患者年仅36岁，本当青壮之时，然其“久立劳累则腰痛”，据中医药理论云：肾主骨、肝主筋，劳损耗伤肝肾，“久立劳累

腰痛”为肝肾亏虚；叠加其“记忆力减退、神疲”是肾中精气不足之征；“夜寐梦扰”属心神失养，肾水上不济心火为患；“口干尿意”为肾阴不足、膀胱失约；“大便软溏”示脾虚失运。舌淡红苔薄黄、脉弱印证“精气不足、肝肾亏虚兼轻微热象”，病机呈“肝肾-精气-心神-脾”多系统虚损，致使肝肾亏虚腰失养，精气不足神疲衰，心神失养寐不安，治时不可遗漏。故其虽腰痛为主，总属虚证，患者既现精气神不足之征，应从补肝肾，益精气，养心神入手。认为肝与各脏腑之间的关系极为密切，是通过经络而相互联系，反之，在病理上也可以通过经络相互传变。其“全赖肾水以涵之，血液以濡之，肺金清肃下降之令以平之，中宫敦阜之土气以培之，则刚劲之质，得以柔和之体，遂其条达畅茂之性”，此为杂病治肝的理论基础。

本案中，患者以腰痛为主，精气神不足，腰痛虚证多与肝肾亏虚相关，腰为肾之府，肝主筋，肾主骨，肝肾不足则筋骨失养，易致腰痛绵绵、劳则加重。故方中以白参补气益气，加上黄芪更加强补气升阳的功效；熟地黄、山茱萸、山药滋阴以补肝肾益精气，再加入淫羊藿、菟丝子、桑寄生、女贞子、枸杞加强补肝肾的作用，以使机体恢复精气；当归补血活血，养心血；茯神、益智仁、制远志、炒酸枣仁养心安神；泽泻清热利湿，防补益太过而生热。

二诊患者腰痛明显缓解，即前法补肝肾以强腰，益精气而充神得效；然养心神助眠而稍显不足。故二诊仍以“补肝肾”为本，肾充则骨坚，肝足则筋健而腰痛自除，“益精气”充脑髓，补气力而除神疲，救劳损之虚，重疏肝郁以“养心神”解寐扰之苦，三法协同，兼顾多症，既止腰痛，又充精神，兼安心神。寐亦可入眠，但易梦扰，王老认为此为心神不宁，故继续原方，加入了合欢皮，加强安神功效。

三诊前守原法补肝肾益精气而获良效，然其久未诊治，叠加天气转寒，旧症复发，且脉细弦示阴亏，故需通过“酌加养阴之品”补阴津耗伤，实现“阴平阳秘”，“阴生阳长”则通过滋阴助阳气生长，增强补阳药效，避免单纯补阳致燥，形成“补肝肾-益精气-宁心神-养肾阴-调平衡”协同。

四诊患者症状好转，加用杜仲加强补肝肾的效果。杜仲乃临床治腰痛要药，《神农本草经》言：“主腰脊痛，补中益精气，坚筋骨”，明确指出杜仲针对腰脊疼痛的核心效用，强调其通过补益精气、强健筋骨而止痛的机理；《名医别录》进一步阐述其“治脚中酸疼痛，不欲践地”。说明杜仲不仅止腰痛，更能改善筋骨无力之症。杜仲甘温入肝肾经，性善温补而不燥烈，既能补肝肾之虚，又能强筋骨之弱，使筋骨得养、腰脊得固，故对肝肾亏虚所致的慢性腰痛，劳倦后加重之症尤为适宜，实为补肾强腰治腰痛之要药。

9. 干燥综合征（燥证）

符某，女，52岁，2014年11月27日首诊。

前夜难入寐，心烦，头晕痛，目眩，胃胀，口干，大便软溏为主。舌微红，有裂纹，苔薄黄，脉弦细。既往有糖尿病、慢性胃炎病史。

西医诊断：干燥综合征。

中医诊断治法：燥证。

处方：参须10g，天冬15g，麦冬15g，百合10g，天麻10g，柴胡10g，黄芩10g，北沙参15g，枳实10g，竹茹10g，茯神15g，合欢皮20g，炒酸枣仁20g，白术10g，炒稻芽10g，炒麦芽10g，鸡内金10g，炙甘草3g。14剂。每日1剂，水煎服，分早晚两次温服。

2014年12月10日二诊：胃胀痛已除，夜寐难以入睡稍有改善，无尿频、尿急及尿痛。舌淡红，苔薄黄，脉细弦。近日复查，抗SS-A（++），RO-52（+++），SS-B（+）。尿沉渣RBC 675 000/ml，均一型70%，变异性30%，潜血（+++），WBC（+），尿蛋白（–）。干燥综合征，尿路感染，慢性胃炎。以上检查结果支持干燥综合征并尿路感染。

中医治法：故拟从劳淋论治。肾精气亏虚，封藏失职，湿热下受，逆犯膀胱，灼热血络，血逆下泄而成。故治拟补肾益精，清利湿热，凉血止血。

处方：黄芪20g，生地黄15g，山茱萸10g，山药20g，白术10g，牡丹皮10g，泽泻10g，女贞子10g，墨旱莲10g，白茅根20g，小蓟15g，藕节10g，赤芍10g，白芍10g，砂仁6g，陈皮10g。14剂。每日1剂，水煎服，分早晚两次温服。

2015年1月12日三诊：胃胀痛减轻，纳食乏味，口干不著，鼻不干，目微干，夜寐不谧，无尿频尿急，偶有余沥不尽。舌淡红，苔薄黄，脉细弦。BP 118/78mmHg。尿常规潜血（++），PRO（–），WBC（++）。尿沉渣RBC 627 000/ml。

中医治法：原法出入。

处方：黄芪20g，生地黄15g，山茱萸10g，山药20g，土茯苓20g，牡丹皮10g，泽泻10g，女贞子10g，墨旱莲10g，枸杞子10g，白茅根20g，小蓟15g，藕节10g，白术10g，沙苑子10g，凤尾草15g。14剂。每日1剂，水煎服，分早晚两次温服。

2015年3月19日四诊：尿急，无尿频，尿痛及余沥不尽，腰痛，余大致如前。舌淡红，苔薄黄，脉濡弦。尿常规潜血（+++），PRO（–），WBC（++）。尿沉渣RBC总数150 000/ml，均一型75%，变异性25%，潜血（+++），WBC（++），尿蛋白（–）。彩超示右肾结石。

中医治法：原法加强清利湿热。

处方：黄芪20g，知母10g，黄柏10g，生地黄15g，山茱萸10g，山药20g，土茯苓20g，牡丹皮10g，泽泻10g，车前草10g，萹蓄10g，石韦15g，白茅根30g，藕节10g，小蓟10g，仙鹤草15g。14剂。每日1剂，水煎服，分早晚两次温服。

2015年4月4日五诊：久未诊治，病症大致如前。舌淡红，苔薄黄，脉细弦。尿常规潜血（+++），PRO（+），WBC（+++）。尿沉渣RBC 138 300/ml。

中医治法：燥证，肾风，劳淋之属。病虽不同，然其病机相关，均源于肾。肾精气亏损，五液失布，燥热内生；虚则封藏失职，营精暗泄，热灼肾络，虚则易湿热下受，此为病机之诠释。再拟原法进退。

处方：黄芪30g，金银花20g，知母10g，生地黄15g，山药20g，山茱萸10g，牡丹皮10g，白术10g，砂仁8g，白茅根20g，小蓟15g，莲须10g，芡实20g，天冬10g，麦冬10g，石斛15g，土茯苓20g，泽泻10g。20剂。每日1剂，水煎服，分早晚两次温服。

2015年6月16日六诊：药后相安，腰胀痛，头晕不著，目视昏花，记性减退，口微干，目干、鼻干不著，夜寐不谧，纳食尚馨。胃间胀，尿频、尿急，稍有余沥不尽，大便有时软溏。舌淡红，苔薄白欠润，脉细弦。BP 110/60mmHg。

中医治法：燥证为主，肾主水藏精司五液。故燥证滥觞其源，莫不归咎于肾阴精亏耗，五脏失于滋润，燥热内生使然。故治燥证亦以益肾滋阴润燥为其大法。

处方：西洋参5g，黄芪20g，天冬15g，麦冬15g，熟地黄15g，山茱萸10g，山药20g，牡丹皮10g，茯神15g，土茯苓20g，天花粉20g，石斛15g，知母10g，黄柏10g，怀牛膝10g，芡实20g，莲须15g，白茅根20g，小蓟15g。10剂。每日1剂，水煎服，分早晚两次温服。

2015年8月10日七诊：双下肢乏力，腰痛，头晕目眩，口干、目干涩。舌淡红，苔薄黄，脉细弦。今日血常规WBC 7.33×10^{9}/L，Hb 123g/L，PLT 4.2×10^{10}/L。尿常规OB（+），WBC（+），镜下2~5/HP。

中医治法：加强清利湿热。

处方：西洋参5g，黄芪20g，天冬15g，麦冬15g，熟地黄15g，山茱萸10g，山药20g，牡丹皮10g，茯神15g，土茯苓20g，天花粉20g，石斛15g，知母10g，黄柏10g，怀牛膝10g，芡实20g，莲须15g，白茅根20g，小蓟15g，炒栀子10g。10剂。每日1剂，水煎服，分早晚两次温服。

2015年9月11日八诊：舌淡红，苔偏黄，脉细弦。今日尿常规：OB（+++），WBC（++），RBC 12 500/UL，镜下2~5/HP。

中医治法：示肾精亏虚，封藏失职，营精暗泄，郁热内生，灼伤肾络，湿热下受较著。转方先行侧重以益肾固精，清利湿热，凉血止血为主。

处方： 黄芪 30g，熟地黄 15g，山茱萸 10g，山药 20g，土茯苓 20g，牡丹皮 10g，泽泻 10g，女贞子 10g，墨旱莲 10g，水牛角 10g，赤芍 10g，小蓟 20g，白茅根 30g，黄柏 10g，知母 10g，炒栀子 10g。20 剂。每日 1 剂，水煎服，分早晚两次温服。

2015 年 10 月 28 日九诊：双小腿软弱乏力，腰痛，头间晕，目眩微干，鼻干、口干减缓，夜寐梦扰，纳食一般，尿黄如茶。舌淡红少津，脉细弦。今日尿常规 OB(±)，WBC(+)，余项大致正常。

中医治法： 原法出入。

处方： 西洋参 5g，黄芪 20g，天冬 15g，麦冬 15g，熟地黄 15g，山茱萸 10g，山药 20g，牡丹皮 10g，茯苓 10g，泽泻 10g，桑寄生 15g，黄柏 10g，凤尾草 15g，小蓟 10g，白茅根 20g，怀牛膝 10g，水牛角 10g，赤芍 10g，百合 20g，知母 10g。10 剂。每日 1 剂，水煎服，分早晚两次温服。

[按] 干燥综合征隶属风湿免疫系统疾病范畴，干燥综合征是以口干、眼干为主要临床表现的疾病，是一种慢性自身免疫性疾病，中医则常以燥证名之，《证治汇补》中提到："诸涩枯涸，干劲皴揭，皆属于燥。"燥在皮肤则见皮肤干燥皲裂；在上焦则见口舌咽干；在中焦则胃中津液不足，烦渴引饮；在下焦则肠中津液干涸，大便难，当代医学治之颇为不易。王老对此颇有心得，以该案为例试分析其病机，紧扣"阴亏 - 肝郁 - 脾虚 - 神扰"关联，解析燥证的复合本质。"阴虚燥热是根本"，干燥综合征以"燥"为核心，围绝经期女性，肝肾阴虚易生内热，加之糖尿病病史，阴液亏虚不能濡润脏腑，故"口干、舌有裂纹"；阴虚生内热扰心则"心烦、夜难入寐"。脉弦细提示肝郁，情绪不畅或围绝经期激素变化致肝失疏泄，郁而化热，热扰清窍则"头晕痛、目眩"；肝郁横逆犯胃，胃失和降则"胃胀"，苔薄黄印证郁热存在。

既往有慢性胃炎病史，脾失健运则"大便软溏"；脾为后天之本，脾虚则气血生化不足，不能充养肝肾之阴，加重阴虚燥热，形成"脾虚 - 阴亏 - 燥甚"的恶性循环。体现干燥综合征"燥、热、郁、虚"交织的典型病机。

故首以参须降气，清初医家张石顽云："参须，治胃虚呕逆、咳嗽失血等证，亦能获效，以其性专下行也。"参须得人参之余气，降气于补益之中，参须配二冬、沙参能气阴双补，配枳实能下气消胀，配白术能补脾胃之气，再加稻芽、麦芽、鸡内金健脾消食之品，使脾能运化胃中积滞，胃胀自罢。天麻、竹茹能祛风痰治其头晕、目眩，柴胡、黄芩为小柴胡之意，心烦、默默不欲饮食为小柴胡汤证，口干渴为其或然症，王老师其法而不泥其方，杂病多治肝的思想，有一部分就是来源于《伤寒论》小柴胡汤证中的"但见一症便是，不必悉俱"。百合养心阴，清心热，合欢皮、茯神、酸枣仁养心宁神，安神助眠。

二诊，前方疗效颇佳是基于"辨证精准"；但根据"尿路感染、尿血"新表现,王老果断从“燥证”转为“劳淋”论治,突破“干燥综合征仅治燥”的局限,体现“观其脉证,知犯何逆,随证治之”的灵活思维。故二诊时王老既用黄芪、山茱萸等补肾益精固根本以针对干燥综合征阴虚肾亏基础,又以泽泻、小蓟等清利止血治急症,实现“缓则治本与急则治标”的有机统一。第三,用药时王老着力寻求“止血与化瘀的平衡”,白茅根、小蓟凉血止血药物与赤芍、牡丹皮活血化瘀同用,既快速控制出血,又防“血止留瘀”导致湿热难清,体现“止血必化瘀”的治血要诀。此外,王老讲究“微观辨证,病证结合”,据抗SS-A阳性提示干燥综合征活动,尿沉渣异常提示尿路感染,中医从“劳淋”立论,使“宏观辨证”与“微观指标”相互印证,增强论治针对性。故以归芪地黄汤加二至补肾益精,撤辛温之当归,因其不宜用于湿热蕴结之证,白茅根、小蓟、藕节、赤芍,凉血止血,又能利尿,砂仁、陈皮健脾祛湿。

三诊,“原法出入”虽是“效不更方”的代名词,以求进一步固疗效,但仍有变化,以聚焦“清余湿-强补肾-助脾运”。补肾与清湿、止血与健脾协同增效,保留黄芪、生地黄、山茱萸、山药、女贞子、墨旱莲补肾益精,新增沙苑子、枸杞子增强补肾固摄之力,针对“余沥不尽、肾亏未复”,沙苑子补肾固精缩尿,枸杞子滋肾养肝,助肾气封藏;保留白茅根、小蓟、藕节凉血止血,针对“OB(++)”,延续止血防复发;替换清利药物,以土茯苓、凤尾草替换二诊泽泻,土茯苓清热解毒利湿(善治湿热余邪),凤尾草清热利湿止血(针对湿热尿血),增强“清余湿”之力,兼顾WBC(++)的炎症残留;保留白术健脾助运,针对“纳食乏味”,助脾运化以资后天,为补肾提供基础。全方在原法框架下强化“补肾固摄”与“清湿解毒”的协同,实现“补不助湿,清不伤肾,健脾不碍清”。

四诊,尿白细胞不减反增,虑其虚热与湿热下注膀胱所致,急则治标不忘本。患者取效后又中止治疗,复发加重再次求治,王老从容应对彰显急发阶段调治“三重应对”:一是“微观辨证”,根据尿沉渣RBC、潜血显著升高及彩超“肾结石”结果,果断“加强清利湿热”;二是“结石与湿热”同调,既用萹蓄、石韦等通淋排石,又以知母、黄柏、土茯苓清利湿热,形成“排石与祛湿并举”的闭环,避免“只排石不祛湿,结石易复发”;三是“止血与通利的平衡”,白茅根、小蓟凉血止血药与车前草、石韦通淋利湿药同用,既快速控制“OB(+++)”的急症;四是“新旧病的协同兼顾”,在治疗“肾结石急性发作”的同时,保留补肾药物兼顾干燥综合征“肾精气亏虚”的基础病,通过黄芪、地黄等“扶正以抗邪”,体现“急治其标不忘本,缓固其本助治标”。

五诊,久未诊治,病症同前。该患者可能是另有隐情,往往是取效即终止治疗,待病情复发或加重旋又求治,五诊时现“蛋白尿”,乃肾脏受损之征,以为干燥综合征进展加重之象。而王老认为,肾风是中医理论中以肾脏功能失调、风邪扰肾为核心病机的病证，最早见于《黄帝内经》，《素问·风论》记载："肾风之状，多汗恶风，面痝然浮肿，脊痛不能正立，其色炲，隐曲不利，诊在颐上，其色黑。"其核心病机为肾精气亏虚为本，风邪扰肾为标，病位在肾，可累及膀胱、三焦等脏腑，以蛋白尿、血尿、水肿、腰痛等为主要临床表现，常见于慢性肾脏疾病病程中。干燥综合征合并肾损害时，其蛋白尿、血尿等症状的病机与肾风高度一致，治疗需兼顾"滋阴润燥"治本与"补肾固摄、清利湿热"治标同行；同时加强滋阴生津，加金银花透热于外。

六诊，口干、鼻干、目干不著，然干燥综合征本以"津液亏虚、燥热内生"为主要特征，而肾为"水脏"，主藏精、司津液代谢，长期燥邪耗伤可致肾精气亏损。一方面，肾阴不足则津液生成匮乏，加重口干、眼干、皮肤干燥等燥症表现；另一方面，肾精亏虚致肾的封藏功能失职，加之燥邪久羁易化热，热灼肾络，使肾失固摄，出现蛋白尿、血尿等"营精暗泄"表现，故治疗仍以补肾益精，滋阴润燥，益气养阴。

七诊，尿中白细胞减少，潜血减少，治疗有效，加强清热利湿。此即在既往调治基础上强化清利与滋阴的协同，展现"守补肾润燥之本，强清利湿热之力，兼引药下行固肾"的动态调治智慧。

八诊，患者持续治疗，其病仍有反复，王老遂以"补-清-止"协同为法。首当益肾固精为主，熟地黄、山茱萸、山药补肾填精，山茱萸兼能固涩，增强封藏之力；以二至丸女贞子、墨旱莲补肾益阴、凉血止血，既助补肾又兼顾止血；黄芪益气升阳，助肾气固摄，强化"益肾固精"效能，为整体调治提供动力。兼以清利湿热为辅，土茯苓、泽泻清热利湿，导湿热从下焦而出；黄柏、知母清热燥湿、滋阴降火，黄柏善清下焦湿热，知母滋肾阴防热伤阴；炒栀子清热泻火、凉血利湿，清泻三焦郁热，增强清热力度。佐以凉血止血之品，水牛角凉血解毒，针对血热重症，强效清热凉血；赤芍、牡丹皮凉血化瘀，既助止血又防血止留瘀，避免瘀血阻滞加重湿热；小蓟、白茅根凉血止血、利尿通淋，小蓟专攻尿血，白茅根清热利尿助湿热排出。

九诊，紧扣"肾精亏虚未复-阴虚津伤为本，湿热余邪未净-肾络未宁为标，心神失养为象"的核心病机。尿黄如茶，夜寐梦扰，热又偏盛，则加清湿热之品，腰痛腿软，为肾虚之象，展现从急症缓解到巩固调治阶段"守补肾清利止血之基，强滋阴润燥、益肾强腰、安神宁心之力"的动态调治智慧，处方要做到"有守有变"，加桑寄生、牛膝补肾强骨。

（二）述评：治疗风湿系统疾病整体观

风湿系统疾病是临床常见的复杂病症群，既涵盖西医风湿免疫系统疾病如类风湿关节炎、强直性脊柱炎、系统性红斑狼疮等，也包括痛风、骨关节炎、骨质疏松、慢性腰痛等以关节、筋骨、肌肉疼痛为主要表现的病症。这类疾病多具有病程迁延、反复发作、虚实夹杂的特点，涉及肝肾、脾胃、气血等多个脏腑与生理系统，治疗需立足整体、辨证施治。王老深耕风湿系统疾病诊疗多年，以中医整体观为指导，形成了独具特色的病机认识、治法策略与方药体系，为临床调治提供了宝贵经验。

1. 病机认识 本虚标实，肝肾不足。王老对风湿系统疾病的病机把握，始终以“本虚标实”为纲。核心病机聚焦“肝肾亏虚为本，湿热瘀阻为标”，强调肝肾不足是发病根基——肝主筋、肾主骨，肝肾亏虚则筋骨失养，易受外邪侵袭；外感或内生的风湿湿热为致病之标，湿邪黏滞、热邪伤络、瘀邪阻络，共同导致关节肿痛、僵硬等症。同时重视多脏腑关联，如脾虚生湿、肝郁气滞、肾衰浊毒，形成“肝肾亏虚 - 脾虚湿停 - 湿热酿毒 - 骨络瘀阻”的病机链条，突破“单一风湿侵袭”的局限，尤其关注病程迁延导致的“虚者更虚，实者更实”转化规律。

2. 治法策略 标本兼顾，多法协同。王老治法坚持“扶正不助邪，祛邪不伤正”原则，形成多维协同策略。一是“补肾壮骨贯穿全程”，针对“肝肾亏虚”根本，用熟地黄、山茱萸、桑寄生等补肝肾、强筋骨，如痛风用六味地黄丸加减，雷诺综合征加怀牛膝；二是“清热祛湿分阶段”，红肿热痛急性期以黄柏、苍术清湿热，慢性期加薏苡仁、茯苓健脾祛湿，避免苦寒伤胃；三是“通络止痛精准化”，以鸡血藤、丹参活血，乌梢蛇、九香虫搜风，油松节、威灵仙透骨，针对不同部位，上肢加片姜黄，下肢用牛膝引药下行；四是“兼顾变证调重心”，伴肾衰者加泽泻、石韦泄浊毒，见血虚者用黄芪、当归益气养血，体现“急则治标止痛，缓则治本补肾”的灵活性。

3. 方药运用 经典融合、三法平衡。王老方药特色在于“经典方打底 + 靶向加减”。基础方多取独活寄生汤补肝肾、祛风湿，合二妙散清湿热、四物汤养血活血，融“补通清”于一炉，如膝关节炎用独活寄生汤合二妙散，痛风以六味地黄丸合二妙散。注重药物双向调节，补肾分阴阳，用熟地黄配淫羊藿阴阳双补；祛湿分强弱，苍术燥湿与茯苓渗湿结合；清热别虚实，黄柏苦寒清实热，知母甘寒清虚热。善用特色药对增强疗效，如苍术黄柏清利湿热，归芪益气养血，油松节与威灵仙通络止痛，蚕沙石韦利湿排浊，并酌情使用虫类药（乌梢蛇）与藤类药（安痛藤）配伍，强化通络穿透力。

4. 诊疗特色 动态调治，病证结合。王老诊疗凸显“动态调治”特点。一是“辨证参指标”，将风湿因子升高、尿酸异常等与“湿热瘀阻”对应，肌酐升高提示“肾衰浊毒”，指导用药加减；二是“守方与变方统一”，守符合病机认识的核心君药，如疏肝与补益之品，再辅以“微观辨证”，据检查检验结果、临床症状变化随症增减，如痛风加蚕沙排尿酸，雷诺综合征复发加菟丝子补肾；三是“重视体质与病程”，青年痛风兼顾脾虚，老年痹证酌以桂枝、淫羊藿加强温阳，术后或久病者重用黄芪益气；四是借力取类比象，如用油松节类比膝关节“结节枢纽”特性通络，体现“天人相应”思想，为风湿系统疾病提供“标本兼顾、精准靶向”的调治范例。

四、癌症验案

(一) 验案

1. 右上肺腺癌术后

傅某,男,58岁,2016年9月13日首诊。

右上肺腺癌(高、中分化腺癌)术后1月余,未作化疗,目前仍有咳嗽,无痰,咽痒,痒则咳痰,无胸闷痛及气短,长期吸烟,纳食一般,口干苦,嗳气,夜寐、二便均可,舌淡红,苔薄黄腻,脉小弦。

西医诊断:右上肺腺癌术后。

中医诊断治法:肺癌。烟毒痰热与血瘀互结,酿变为癌,尚着于肺,虽经切除,然其毒根深藏,难言尽彻。治以清热豁痰,解毒化瘀,肺病治肝。

处方:南沙参、北沙参各15g,青黛5g,栀子15g,诃子10g,瓜蒌10g,浙贝母10g,海浮石15g,甘草3g,牛蒡子10g,蝉蜕10g,僵蚕10g,紫菀10g,葶苈子10g,炙麻黄10g,苦杏仁10g,山慈菇10g,重楼15g,丹参15g。14剂,每日1剂,水煎服,分早晚两次温服。

2016年9月28日二诊:咳嗽减轻六成,咽痒亦除,有痰,胸痛不闷,无气短,纳食一般,口干苦,大便调。舌淡红,苔薄黄,脉弦。

中医治法:右上肺腺癌术后,前方清肝宁肺有效,续以原法。

处方:南沙参、北沙参各15g,青黛5g,栀子15g,诃子10g,瓜蒌10g,浙贝母10g,海浮石15g,甘草3g,牛蒡子10g,蝉蜕10g,僵蚕10g,紫菀10g,葶苈子10g,炙麻黄10g,苦杏仁10g,山慈菇10g,重楼15g,丹参15g。14剂。每日1剂,水煎服,分早晚两次温服。

2016年10月17日三诊:咳嗽已微,有痰,咽微痒,口干苦,舌淡红,苔薄黄,脉小弦。

中医治法:原方出入。

处方:南沙参、北沙参各15g,百合15g,诃子10g,青黛5g,栀子10g,牛蒡子10g,蝉蜕10g,僵蚕10g,葶苈子10g,炙麻黄10g,苦杏仁10g,山慈菇10g,重楼15g,浙贝母10g,瓜蒌10g。14剂。每日1剂,水煎服,分早晚两次温服。

2016年11月1日四诊:咳嗽、吐痰、胸痛、咽痒等均已不著,示肝木刑金已获和调，仍有夜寐不谧，口干苦，夜尿3次，舌淡暗红，苔薄黄，脉细弦。

中医治法：肺金虽获清肃，然肝胆郁热未获清疏，痰热亦未清彻，心神失宁，益气阴，疏肝胆，清痰热，安神为主。

处方：南沙参、北沙参各15g，百合15g，柴胡10g，黄芩10g，枳实10g，竹茹10g，苦杏仁10g，制远志6g，茯神15g，柏子仁10g，酸枣仁10g，益智仁15g，炙甘草3g，浙贝母10g，瓜蒌10g。14剂。每日1剂，水煎服，分早晚两次温服。

2016年11月15日五诊：微咳，痰少白黏，咽不痒，胸不闷痛，活动时气短，口干苦，纳食馨，二便调，舌淡暗红，苔薄黄，脉细弦。

中医治法：上方加桑白皮、天竺黄清热化痰。

处方：上方加桑白皮10g、天竺黄10g。14剂。每日1剂，水煎服，分早晚两次温服。

2016年12月2日六诊：咳嗽，无痰，胸不适，咽痒，痒则欲咳，气短，纳食馨，口干且苦，夜寐谧，大便成形，日解1次，舌淡暗红，苔薄黄，脉细弦滑。

中医治法：痰热瘀毒互结为癌，虽然切除，难言尽彻，且肝木化风，并肺金犹著，脉小者气阴不足，拟益气养阴，清肝宁肺。

处方：南沙参、北沙参各15g，百合15g，青黛5g，栀子10g，诃子10g，海浮石10g，浙贝母10g，瓜蒌10g，重楼10g，山慈菇10g，牛蒡子10g，蝉蜕10g，僵蚕10g，葶苈子10g，甘草5g，苦杏仁10g，炙麻黄5g。14剂。每日1剂，水煎服，分早晚两次温服。

2017年1月10日七诊：咳嗽显减，无痰，咽痒减轻，口干苦，大便软，舌淡暗红，苔薄黄，脉小弦滑。

中医治法：原法有效，续以肝肺并治，稍佐益气养阴。

处方：南沙参、北沙参各15g，百合20g，青黛5g，栀子10g，牛蒡子10g，蝉蜕10g，僵蚕10g，炙麻黄5g，苦杏仁10g，葶苈子10g，甘草5g，紫菀10g，百部10g，炙枇杷叶10g，山慈菇10g。10剂。每日1剂，水煎服，分早晚两次温服。

2017年4月11日八诊：久未诊治，微咳，无痰，咽痒则咳，胸闷气短不著，大便软溏，日解1次，舌淡暗红，苔薄黄，脉小弦滑。

中医治法：上方加茯苓、薏苡仁健脾祛湿，一则培土生金，二则以杜生痰之源。

处方：上方加茯苓15g，薏苡仁20g。14剂。每日1剂，水煎服，分早晚两次温服。

2017年5月27日九诊：停药月余，近日咳嗽较增，痰吐泡沫，咽痒则咳，胸不闷痛，口干，舌淡暗红，苔薄黄，脉小弦滑。

中医治法：原法出入。

处方:南沙参、北沙参各15g,青黛5g,诃子10g,栀子10g,法半夏10g,陈皮10g,浙贝母10g,瓜蒌10g,炙麻黄5g,苦杏仁10g,海浮石5g,牛蒡子10g,蝉蜕10g,僵蚕10g,葶苈子10g,炙甘草5g。14剂。每日1剂,水煎服,分早晚两次温服。

2017年6月1日十诊:咳嗽已微,痰少,咽稍痒。

中医治法:痒者,着风之象也,然此风非外风可喻,实肝木所化,所谓木火刑金,木叩金鸣,何以为凭?口干苦,脉小弦滑为据,续以清肝宁肺。

处方:南沙参、北沙参各15g,百合20g,青黛5g,栀子10g,诃子10g,炙麻黄10g,苦杏仁10g,浙贝母10g,瓜蒌10g,法半夏10g,牛蒡子10g,蝉蜕10g,僵蚕10g,葶苈子10g,炙甘草5g,海浮石15g。14剂。每日1剂,水煎服,分早晚两次温服。

2017年6月28日十一诊:咳嗽近愈,无痰,咽微痒,声嘶,大便松软,舌淡红,苔薄黄,脉微滑。

中医治法:肝木已疏,风邪尚未尽灭,脾虚失健,上方合力健脾,一则培土生金,二则以杜生痰之源。

处方:上方加茯苓15g,薏苡仁20g。14剂。每日1剂,水煎服,分早晚两次温服。

2017年7月14日十二诊:咳嗽、吐痰、咽痒均已不著,大便松软亦已成形。

中医治法:肝木或疏,肺金待宁,脾虚复健。

处方:上方减撤疏肝之品。14剂。每日1剂,水煎服,分早晚两次温服。

2017年8月11日十三诊:右上肺癌术后,咳嗽、吐痰已除,亦无胸闷痛及气短,但仍有口干苦,大便软,日解1次,舌淡红,苔薄黄,脉细弦。

中医治法:益气养阴,培土生金,清热化痰,肃清余毒。

处方:南沙参、北沙参各15g,百合20g,忍冬藤15g,炙麻黄5g,苦杏仁10g,浙贝母10g,白术10g,茯苓10g,薏苡仁20g,山慈菇10g,重楼10g,甘草3g,百部10g,桑白皮10g,黄芩10g。14剂。每日1剂,水煎服,分早晚两次温服。

2017年9月1日十四诊:不咳,无痰,胸部闷痛,纳食馨,口干苦减轻,舌淡红,苔薄黄,脉小弦。

处方:上方加瓜蒌皮10g。14剂。每日1剂,水煎服,分早晚两次温服。

2017年12月27日十五诊:前方药后口干苦曾获减轻,久未诊治,复又萌生,不咳,无痰,亦无胸闷痛及气短,纳寐均可,胃微胀,大便软溏,舌淡红,苔薄黄,脉细弦。

中医诊断治法:虚证为主,气阴不足,肝胆失疏,脾胃虚弱,益气阴,疏肝胆,健脾胃。

处方: 太子参 10g,紫苏叶 5g,百合 15g,柴胡 10g,黄芩 10g,北沙参 15g,枳实 10g,竹茹 6g,谷芽 10g,麦芽 10g,薏苡仁 20g,茯苓 10g,陈皮 10g,炙甘草 3g,白术 10g。14 剂。每日 1 剂,水煎服,分早晚两次温服。

2018 年 1 月 11 日十六诊:胃胀已除,仍有口干苦,大便软,日解 1 次,舌淡红,脉细弦。右上肺腺癌术后,拟养阴健脾。

处方: 上方加石斛 15g,山药 20g。14 剂。每日 1 剂,水煎服,分早晚两次温服。

2018 年 2 月 1 日十七诊:肺癌术后患者,迭经益气养阴以补肺,清热解毒豁痰化瘀以祛邪,咳嗽吐痰已除,亦无胸闷气短,纳食、夜寐及二便均已如常,舌淡红苔薄黄,脉小弦缓。

中医治法: 宋《仁斋直指方》"癌者,毒根深藏",故目前癌根已获缓解,然其毒根难言尽彻,故仍宜脾肺并治,补清兼施,不可沽名。

处方: 太子参 15g,南沙参、北沙参各 15g,百合 15g,苦杏仁 10g,浙贝母 10g,茯苓 10g,薏苡仁 20g,陈皮 10g,法半夏 10g,瓜蒌皮 10g,山慈菇 10g,桑白皮 10g,柴胡 10g,黄芩 10g。14 剂。每日 1 剂,水煎服,分早晚两次温服。

2018 年 3 月 22 日十八诊:近因劳累着凉,微渴,痰吐白黏,咽不痒,无胸闷及气短,鼻不塞,口干苦,纳食馨,二便调,舌淡红,苔薄黄,脉小弦滑。

中医治法: 痰热蕴肺,上方出入,加强宣肺清热化痰。

处方: 南沙参、北沙参各 15g,忍冬藤 20g,炙麻黄 5g,苦杏仁 10g,浙贝母 10g,瓜蒌皮 10g,天竺黄 10g,法半夏 10g,陈皮 10g,茯苓 10g,桑白皮 10g,黄芩 10g,炙枇杷叶 10g,甘草 3g,山慈菇 10g,重楼 15g。14 剂。每日 1 剂,水煎服,分早晚两次温服。

2018 年 4 月 16 日十九诊:前方药后咳嗽、吐痰均除,亦无胸闷气短,余无不适,舌淡暗红,苔薄黄,脉小弦滑。近复查胸部 CT 示右上肺术后改变,慢支并感染,肺气肿,肺大疱。

中医诊断治法: 肝肺并治,补清兼施。

处方: 南沙参、北沙参各 15g,百合 20g,炙麻黄 5g,苦杏仁 10g,忍冬藤 20g,浙贝母 10g,瓜蒌 10g,薏苡仁 20g,茯苓 10g,桑白皮 10g,黄芩 10g,山慈菇 10g,重楼 10g,黄芪 20g,甘草 3g。14 剂。每日 1 剂,水煎服,分早晚两次温服。

2018 年 5 月 15 日二十诊:药后相安,目前咳痰喘及胸闷痛、气短均已不著,纳寐及二便均可,舌淡暗红,苔薄白,脉小弦。

中医治法: 仍主肺脾并治,补清兼施,俗云"脾为生痰之源,肺为储痰之器",何以理脾? 前者公允,后者不尽然,须知肺不仅为储痰之器,更为生痰之源,仲景在论及肺痿时,早已明言,肺中燥热灼津成痰;肺中虚寒,津湿为痰,与脾何干？故治仍宜求之于肺。

处方：上方 14 剂。每日 1 剂，水煎服，分早晚两次温服。

［按］中医论癌病，始见于宋书《仁斋直指方》："癌者，上高下深，岩穴之状，颗颗累垂……毒根深藏，穿孔透里。"书中描述的癌与现代医学中的大多数恶性肿瘤的外观相似。王老临证，擅治疑难杂症，对于恶性肿瘤论治，既有自身独到认识见解，又有系统用药方案。王老认为该肺癌患者在于"烟毒痰热-血瘀互结-肺肝同病"为患。长期吸烟男性，"烟毒"为发病根本诱因，烟毒属燥热之邪，长期灼伤肺津，炼液为痰，与瘀血互结，终致癌肿形成；"术后 1 月余仍咳嗽、咽痒"系肺失宣降，烟毒痰热未清，肺主气司呼吸，肺窍不利则咽痒咳嗽；"口干苦、嗳气"属肝失疏泄，肝木乘肺或肝火上炎，肺与肝在五行中为"金克木"，肺病易致肝失疏泄，反之肝失疏泄亦能加重肺疾；舌淡红、苔薄黄腻印证痰热未净，脉小弦呼应痰热瘀阻、肝肺不和。故治以清热豁痰，解毒化瘀，清肝宁肺。清金化痰汤为《医学统旨》之方，痰热郁肺之证仍加浙贝母、麦冬，丝毫不惧滋阴之品有助痰热，其因有二，一则方中一已有橘红、瓜蒌仁顺气化痰，又有桔梗、瓜蒌仁升降宣肺；一则浙贝母、麦冬凉润而不滋腻，不似熟地黄、黄精滋腻助痰。本方亦是此法，以南沙参、北沙参、浙贝母凉润滋阴，润肺止咳，又加山慈菇为化痰开窍玉枢丹之君药，配重楼化痰解毒抗癌。麻黄、苦杏仁宣降肺气，化痰而无伤阴之虞，滋阴而无助痰热之弊，此清金化痰汤之法。木火刑金则加青黛、栀子泻肝木之旺，蝉蜕、僵蚕平肝木之风。诃子、紫菀止咳嗽，防久咳耗气，牛蒡子疏风痰，丹参活血化瘀。

王老善于从肝论治杂病，但并不拘泥，一并倡导"多脏调燮"，故其以"清热豁痰-解毒化瘀-清肝宁肺"并举。首诊清热豁痰宣肺（南沙参、北沙参、炙麻黄、苦杏仁、瓜蒌、浙贝母、海浮石、葶苈子、牛蒡子）；解毒化瘀抗癌（山慈菇、重楼、丹参）；肺病治肝调气（栀子、蝉蜕、僵蚕、青黛），二诊时得知原法疗效颇佳，固以原法继进。至三诊时，"咳嗽之微，有痰，咽微痒"之征象，此乃"痰热大减后肺阴初伤"的细微变化，随着实证减轻，肺阴不足逐渐显现，此时需减少活血软坚等攻伐药，增加养阴润肺之品，避免攻邪过度伤正，体现"动态调治，因证施药"。故咳嗽、咽痒已除十之七八，续以原法治之。该诊次体现"由攻转润"的智慧，是癌症术后恢复期的"调治策略"。

四诊见咳嗽、咳痰、胸痛、咽痒已不著，此为肺金已不为肝木所刑，内风抑或消散，仍有夜寐不谧，则多为肝胆郁热、痰热尚未清彻，上扰于神明之府，而心神不宁，下又有肾精不足，夜尿频频，故撤苦寒清肝之青黛、栀子，改为黄芩、柴胡疏肝之郁，免心受肝之郁热熏蒸，暂停化痰解毒之重楼、山慈菇，恐其攻伐太过，夜尿频频，有肾虚之象，却无王老常用的熟地黄、山茱萸、女贞子、墨旱莲、枸杞之品，何也？此为痰热，肝火内郁，若加滋腻之品，无疑是抱薪救火，故只加一味益智仁补肾缩尿。

肺癌诱发的肺系症状随着调治，逐步向愈，但其“夜寐不安”仍未获痊愈。王老辨证时，立即调整方向，由“肺金清肃后转调肝胆心神”体现中医“随证施治”的精髓：急性期攻邪为主，缓解期转向脏腑功能调理。处方从抗癌解毒为主转为疏肝、安神、益气阴为主，既清除残余痰热，又解决新出现的睡眠、夜尿问题，实现“治病-调功能-养正气”的阶段跨越，为癌症术后康复期调治提供“据证转法、整体调理”的范例，临证堪师。

五诊，加桑白皮加强清泻肺金，再以天竺黄清其痰热，原法出入。

王老临证治疗肺系疾患，擅用桑白皮与天竺黄，其多以桑白皮治咳，该药可清肺热、泻肺气，能针对“微咳、活动气短”，既清残余肺热以止咳，又助肺气肃降以改善气短，使肺气宣降更调；习用天竺黄治肺部痰患，天竺黄能清热化痰、凉心，针对“痰少白黏”，其性甘凉，化热痰而不燥，适用于痰热未净且气阴不足之证，与浙贝母、瓜蒌协同增强化痰力度，防痰热复聚。

六诊，又见咳嗽咽痒，改首诊方。该诊示肺证反复，乃风毒因素凸显。“夜寐谧、纳食馨、大便调”表明整体脏腑功能尚稳；“咳嗽无痰、咽痒痒则欲咳”示“肝木化风犯肺”，风邪袭肺则咽痒，肺气受扰上逆引发咳嗽，无痰为风燥或风邪初起；“胸不适”属“痰瘀余毒残留”，肺络不畅所致；“气短”仍存，提示“气阴不足未复”，肺主气功能仍需巩固；“口干苦”持续，印证“肝胆郁热未清”，肝疏泄失常未全恢复；舌淡暗红、苔薄黄示痰热与瘀滞未消，脉细弦滑呼应气阴不足、肝风夹痰，其脉细主虚，弦主肝风，滑主痰或风动。体现癌症术后“病邪易复”的特性，临证需慎。

七诊，前治有效，治法延续，侧重扶正减轻攻邪。重点强化“益气养阴”力度，减少强力解毒药，体现“效不更方，减攻增润，补泻微调”。以百部、紫菀、炙枇杷叶清热润肺止咳。

八诊，王老对于慢性病康复期，擅用“培土生金”法，此亦是中医“整体调理”精髓，在肝肺并治、益气养阴基础上，针对新增脾虚湿盛，通过健脾强后天之本，既改善大便软溏的当下症状，又从源头减少生痰机会，防止湿痰再扰肺，实现“治脾即治肺”的“隔脏而治”目标。该次虽久未整治，但仍有咳嗽咽痒，故原方治疗，见大便软溏，则加薏苡仁、茯苓，健脾祛湿，又能杜生痰之源。

九诊十诊，停药后湿痰复生。泡沫痰提示湿邪偏盛，强调癌症康复期“湿痰易反复”，需根据痰的性质调整化痰策略——脾虚湿盛用健脾渗湿，湿痰扰肺则用燥湿化痰，体现“同是湿邪，病位不同则治法异”的灵活性，也是“同病异治”之范例。其乃“木火刑金”“木叩金鸣”之象，何为“木火刑金”？“木”指肝，“火”指肝火、肝热，“金”指肺，“刑”为“相克太过”之意。正常情况下，肝木受肺金克制（金克木），维持肝肺平衡；当肝气郁结化火或肝阳过亢，肝火亢盛反克肺金,即“木火刑金”。何为“木叩金鸣”?“扣”为“叩击、扰动”之意,“鸣”指肺气上逆引发的咳嗽、咽痒等声响症状。肝属木主风,肝风内动(如肝热生风、肝阳化风),如同“木枝摇动叩击金石”,扰动肺金,致肺气失宣、上逆而鸣。脉小弦滑,小者气阴亏虚,弦滑为痰湿较重,加半夏燥湿化痰。

十一诊,声嘶,此为肺气受损,金破不鸣之征兆,又有肝木乘土,大便松软,故原法加淡渗利湿健脾之品,一则培土生金,一则健脾祛湿,以助化痰。且茯苓:健脾渗湿,既改善大便松软,又助肺气恢复,脾健则肺安;薏苡仁:健脾祛湿,其性甘淡微寒,适用于脾虚有轻微湿热者,与茯苓协同增强健脾祛湿之力,且契合癌症术后“清补结合”需求。

十二诊体现“邪退需减攻,正复宜固元”的阶段特点。此时主要矛盾已从“祛邪”转向“固本”,过度使用疏肝药反而会损伤已复的脾胃功能。“肺金待宁”提示肺气虽和但仍需滋养,无需再用强力祛邪药,体现“治慢性病如行舟,邪退则缓桨,正复则轻帆”的调治节奏,这也是王老遣方用药的艺术特色。

十三诊患者就诊时现“口干苦”,此当是“正气未全复,余毒易潜藏”的细节反映。

在气阴不足、脾虚未固的基础上,“口干苦、苔薄黄”提示余毒微热仍存,此时需兼顾“补正气”与“清余毒”,避免纯补助邪或纯清伤正,治癌如扫尘“既需补其虚,亦需净其微,且当缓图为要”的整体思维,亦是对“虚中夹微实”的肺癌患者康复治疗用药的一个示范。

十四诊,近一年调理肝木之疏泄,现肝木得疏,以宁肺金,除肺中之痰热,健脾为主,原方加瓜蒌皮以治之。瓜蒌皮性味甘寒,功能宽胸散结、清热化痰,其性轻浮入上焦,善解胸部闷痛,尤其适用于痰热瘀阻所致的胸络不畅,与原方浙贝母、桑白皮协同增强化痰通络之力,且不影响原有益气养阴、清热肃毒功效。

十五诊,前三诊后口苦减轻,示痰热渐清,脉细弦,细为气阴不足,弦为肝木失疏,气滞不行则生胃胀,肝木横逆克脾土则生便溏,现以虚为主,以异功散为底,益气健脾,紫苏叶降气消胀,百合、沙参润肺滋阴,柴胡、黄芩疏肝,竹茹清化肺中痰热,枳实能破气消胀,谷芽、麦芽健脾消食。此即虚则补之,郁则疏之,滞则通之之理也。

十六诊,胃中气滞已除,大便软溏依旧,说明脾虚未复。仍需以益气健脾、补气阴为主,故加石斛、山药。石斛甘寒滋润,入肺胃经,既补肺胃之阴以治“口干”,又清阴虚之热以解“口苦”,与北沙参、百合协同增强养阴清热之力,且滋而不腻;山药:甘平补益,入脾肺肾经,既能健脾益气以改善“大便软”,又能补肺气助肺金宁和,与白术、茯苓协同增强健脾固肠功效,补而不滞。

十七诊,久未攻伐,恐深藏之癌毒复现,故以功补兼施,加桑白皮清泻肺热,山慈菇解毒攻癌。关于癌的论述,前亦有论,而《仁斋直指方》关于癌症的描述为“上高下深，岩穴之状，颗颗累垂……毒根深藏，穿孔透里”，深刻揭示了癌毒在体内扎根极深，隐匿潜藏，难以彻底清除的特点，这与当代对恶性肿瘤的认识基本一致，可谓古今同识。

十八诊，正常情况下，劳作汗出，当属于机体正常运转情况，多不至于诱发临床症状；一旦常规劳作则有临床症状，则提示机体依旧有异常。肿瘤术后患者，更宜慎重，勿可淡看。

劳累着凉，外感诱发新症时，暂时减少补益药，强化祛邪药，先除新邪再固根本，体现中医“因时制宜、因病制宜”的灵活性。故该诊次患者疲劳受凉，寒客于肺，肺失宣降，故加炙麻黄与苦杏仁相配，宣降肺气，增清热化痰之天竺黄，再加重楼加强攻毒抗癌之效。

十九诊，外感向愈，因宿疾在身，不可大意，遂结合CT复查，据其结果，将调治重心从“祛邪”转向“扶正清潜”，认识到慢支、肺气肿等基础病需长期益气补肺调理，癌症毒根需持续清解，体现“既治癌症，亦顾基础病”的整体思维，精准把握“感染控制后肺虚与毒潜”的核心病机。

二十诊，药后相安，原方续进。王老认为肺不单纯“为储痰之器”更为“生痰之源”，仲景论及肺痿可以作证此观点。肺通过呼吸功能调节津液代谢，其自身寒热失调、宣降失常均可直接导致痰的生成。肺中燥热灼津成痰；肺中虚寒津湿为痰；肺失宣降痰浊内生，堪为发前人未明之新论，于临床实践颇具指导意义，后学者堪法。

该案早期采取杂病治肝，多脏调燮的策略，至后期更提出“肺不仅为储痰之器，更为生痰之源”，呼应仲景肺痿论，拓展痰证调治思路。全案以“肝脾肺并治”为纲，急性期祛邪为先，缓解期扶正为本，既守“培土生金”古训，又重“清肝宁肺”新变，为癌症术后长期调治提供“动态辨证、攻防平衡”的范例，彰显中医“治未病”与“整体观”的诊疗智慧。

2. 扁桃体癌（喉核癌）

陈某，男，67岁，2017年6月9日首诊。

扁桃体癌化疗后。目前咽喉不肿痛，亦无咳嗽吐痰，全身关节骨骼不痛，纳食感乏味，口干不甚，舌面有烫热感，舌偏红，苔薄黄，脉细弦。

西医诊断：扁桃体癌化疗后。

中医治法：喉核癌。痰热瘀毒蕴结，恶变为癌，虽经化疗权且压抑，然毒性深藏未除，治以清热豁痰、泄毒化瘀，佐以益气养阴以扶正祛邪。

处方：忍冬藤10g，山慈菇10g，重楼15g，浙贝母10g，马勃10g，炙甘草5g，南沙参、北沙参各15g，黄芪20g，茯神15g，制远志6g，茯苓10g，半枝莲15g，白花蛇舌草15g，合欢皮10g，丹参10g，谷芽、麦芽各10g。14剂。每日1

剂,水煎服,分早晚两次温服。

2017 年 9 月 4 日二诊:久未诊治,放化疗后,其热毒内蕴,耗气伤津,妨碍胃气,纳少且不知味,口渴,口舌生疮,舌偏红,溃疡,苔薄黄,脉细弦。

中医治法:先行益气养阴、清热生津,佐以泄毒化瘀。

处方:西洋参 5g,天冬、麦冬各 10g,桑叶 10g,苦杏仁 10g,天花粉 20g,石斛 15g,柴胡 10g,黄芩 10g,谷芽、麦芽各 10g,鸡内金 15g,荷叶 10g,淡竹叶 10g,川木通 5g,生地黄 15g,炙甘草 3g,山慈菇 10g。14 剂。每日 1 剂,水煎服,分早晚两次温服。

2017 年 10 月 18 日三诊:目前以口渴、舌尖不适为主,口舌生疮未泯,纳食尚馨,二便调,舌偏红,苔薄黄,脉细弦。

中医治法:瘀毒基本控制,气阴亏耗来复,人以胃气为本,仍主益气养阴,佐以泄毒化瘀以肃清余邪。

处方:西洋参 6g,天冬、麦冬各 15g,黄芩 20g,石斛 15g,山药 20g,山慈菇 10g,重楼 10g,马勃 10g,茯神 15g,生地黄 15g,丹参 10g,天花粉 20g,柴胡 10g,炙甘草 3g。14 剂。每日 1 剂,水煎服,分早晚两次温服。

2017 年 11 月 23 日四诊:药后相安,咽干不痛,声嘶口渴,舌面烫热感,纳食夜寐均可,大便成形,舌淡暗红,苔薄黄,脉弦细。

中医治法:癌苗已获抑制,放化疗后热毒耗伤津气甚著,上方给力清热解毒养阴。

处方:上方加寒水石 15g,乌梅 15g。14 剂。每日 1 剂,水煎服,分早晚两次温服。

[按]丹溪云:“自郁成积,自积成痰,痰挟瘀血,遂成窠囊。”此窠囊则为有形之肿块,丹溪认为窠囊之疾,多因情志失调,由郁发展而来,王老精读丹溪先师之书,继承发展其医理,观当今之恶性肿瘤,仅由郁生者实乃少数,常因痰热瘀血蕴结,酿生癌毒。王老对于恶性肿瘤患者论治,善于治“毒”,该患者即属于毒邪未净,虚象初显,化疗虽暂抑癌毒,但“毒性深藏未除”:“舌面烫热感、舌偏红苔薄黄”示痰热瘀毒上扰喉核,余毒未清;“纳食乏味”属“脾胃失和”,化疗损伤脾胃运化,气血生化不足;“脉细弦”呼应气阴不足(细主虚)与瘀毒内滞(弦主瘀)。该案整体呈现“毒邪潜藏为病根 - 气阴受损为本 - 脾胃失和为标”的病机特点,凸显癌症化疗后“邪未去而正已伤”的典型状态。故王老以南沙参、北沙参、黄芪益气养阴,以补化疗耗伤之气阴。忍冬藤入血络清其热毒,唐人甄权则称其味辛,味辛能散,以解除热毒。山慈菇、重楼、半枝莲、白花蛇舌草为化毒散结之品,攻其癌毒。马勃辛平而散,能散咽喉之热毒,茯神、远志、合欢皮共具宁心安神之妙,茯苓、黄芪、谷麦芽共奏健脾开胃之功,再合入血分之丹参,行血以防再生瘀血。

二诊，久未诊治，前法得效后，患者即自主停药，此次因近期“胃纳不馨”而求诊。王老认为“胃纳不馨”于肿瘤患者来说，并非吉兆，乃“胃气”受损、正气不足之象；故见纳少不知味，其治法重心转移，扶正优先于祛邪。遂改首诊“清热豁痰、泄毒化瘀”为主的治法，转向“先行益气养阴、清热生津，佐以泄毒化瘀”。因“气津耗伤、胃气衰败”已成为威胁机体的主要矛盾，体现“虚急则先补，津伤则先润，胃败则先醒，毒邪暂居次位”，此“先后缓急”之道也。故该诊次以西洋参、二冬、石斛凉补其气阴，患者痰瘀癌毒已深入血分，盖从病程迁延而知，桑叶、荷叶卫分之药，《本草从新》称荷叶为升散消耗之品，《时病论》又以荷叶为引以治湿温初起，故与桑叶同用，有叶氏“透热转气”的思路。舌为心之苗，故以导赤散，清心养阴，导热下行。柴胡、黄芩疏肝清热，仅山慈菇清深入之癌毒，防止损伤胃气，又加麦谷芽、鸡内金补脾气，消食开胃。

三诊，胃气初复，正虚得减，毒邪堪缓。其核心矛盾从二诊的“气津耗伤与胃气衰败”转向“气阴不足与热毒余滞并存”，遂现“口舌生疮”，治法亦随之调整，体现调治后“胃气复则正能抗邪，虚未全复则津仍难充”的态势，宜加继续努力。故再二诊方加重楼，纳食已馨故减麦谷芽、鸡内金，加天花粉生津止渴。

四诊，持续化疗，津伤又甚，热毒肆虐，加强清热解毒养阴，故以辛寒之寒水石，入肾走血分，清血中之热毒，乌梅滋阴止咳。其中寒水石专攻“热毒炽盛、津伤口渴”，因该品清热泻火之力较强，针对舌面烫热、口渴等实热余象，为“清热解毒”加码，力使余热快清；乌梅可治“津伤咽干、喉络失养”，乃其酸敛之性可收敛耗散之津液，同时滋润咽喉，缓解声嘶，与南沙参、北沙参等甘润药配合，通过“酸甘化阴”增强养阴生津的持久性，防津液再耗。

3. 胆管癌

杨某，男，74岁，2019年6月27日首诊。

诉患胆管癌转移，目前腹胀痛，肠鸣矢气或多或少，大便稀溏，日解多至8~9次，少则4次，未见夹黏液及脓血。又欠通畅，纳食不馨，无呕恶，口苦干。舌淡暗红，苔薄黄，脉缓弦。

西医诊断：胆管癌转移，肠炎，胆管癌。

中医诊断治法：胆管癌，大肠胀，《医述》：“《经》谓土不及则卑陷。卑，下也；陷，坑也。”本言肝气虚陷，清气不升，健运失司，酿生之毒固与肝失疏泄，胆失通降相关，升阳益胃，健脾升清阳，疏肝木以鼓舞肝气，斡旋中州为主。

处方：白参10g，黄芪30g，白术10g，炒苍术10g，黄连5g，法半夏10g，陈皮10g，防风10g，茯苓20g，泽泻10g，白芍10g，炙甘草3g，羌活、独活各5g，大腹皮10g，炮姜10g，葛根20g。14剂。每日1剂，水煎服，分早晚两次温服。

［按］患者已有癌毒转移，泛发于五脏六腑，又年岁已高，不宜攻伐太过，故应以补虚培元为主。土居中央而斡旋，脾升于左，而胃降于右；肝气亦升于左，而降于右，腹痛肠鸣，大便稀溏，日解8~9次，此为肝郁生风，又伐脾土，脾虚肝郁，清阳不升，则生飧泄。故方选《内外伤辨惑论》升阳益胃汤加减，参、芪、术、草补中土，益脾胃；防风、羌活、独活皆属风药，其用有三，一则疏肝木，一则升清阳，一则风能胜湿止泻；半夏、陈皮、茯苓、泽泻、黄连清热燥湿、渗湿、利湿同用；葛根助风药升发阳气；大腹皮利水行气，脾气亏虚容易演变为阳虚，又正值暑天，宜养阳气，故加一味炮姜。

胆管癌属于恶性肿瘤中难治之症，该患者就诊时即已出现癌症转移。王老论治此类危重患者，源自对病机的深刻认识。该案紧扣“土虚卑陷”以阐释核心病机，点明胆管癌转移后“脾虚气陷、肝失疏泄”是关键，突破单纯从固定的“毒、瘀、痰”等治癌思维模式，强调从“肝脾同调、升清降浊”入手，抓住“中焦斡旋失常”这一主要矛盾，为癌症转移期胃肠功能紊乱调治提供思路。此亦体现“肝脾同调”智慧，对于中焦疾患，多以“升阳举陷，斡旋中焦”为总原则。

4. 胃癌术后

【案1】罗某，男，57岁，2013年3月4日首诊。

胃窦癌术化疗后近5月，刻下症见：多食则胃胀，嗳气，不反酸，口干苦不著，夜寐不易入眠，精神尚佳，大便调，舌淡暗红，苔薄黄腻，脉弦缓。

西医诊断：胃癌术后，多发转移。

中医诊断治法：胃癌。癌肿虽已切除，然其瘀毒之根深藏，难言尽彻，其肝胃亦未臻谐和，故治以疏肝和胃，清彻瘀毒。

处方：藿香10g，砂仁6g，柴胡10g，黄芩10g，枳实10g，白术10g，丹参15g，白芍10g，山慈菇10g，郁金10g，谷芽10g，麦芽10g，鸡内金10g，炙甘草3g，陈皮10g，法半夏10g，虎杖10g。14剂。每日1剂，水煎服，分早晚两次温服。

2013年4月8日二诊：药后胃胀减缓，已微不足道，嗳气亦少，夜能入睡，仍属不酣，舌淡暗红，苔薄黄腻，脉弦缓。

中医治法：肝胃虽趋和谐，然胃中瘀毒难言尽彻，再拟疏肝和胃，化瘀泄毒并施。

处方：藿香10g，砂仁6g，柴胡10g，黄芩10g，枳实10g，白术10g，丹参15g，白芍10g，山慈菇10g，郁金10g，谷芽10g，麦芽10g，鸡内金10g，炙甘草3g，虎杖10g，川楝子10g，延胡索10g。14剂。每日1剂，水煎服，分早晚两次温服。

2013年9月27日三诊：胃胀曾获缓减，后因续作放化疗，反应较著，现又见胃胀似痛，嗳气，纳食不多，口不渴，大便基本成形，舌淡暗红，苔薄黄，脉弦缓。

中医治法： 胃癌术后转移颈部，肝胃气滞未和，胃中癌瘤转移颈部，再拟疏肝和胃，化瘀泄毒，佐以软坚散结。

处方： 藿香 10g，砂仁 8g，柴胡 10g，黄芩 10g，枳实 10g，白术 10g，丹参 15g，法半夏 10g，浙贝母 10g，瓜蒌皮 10g，山慈菇 10g，郁金 10g，甘草 3g，谷芽 10g，麦芽 10g，虎杖 10g，重楼 10g，佛手 10g。14 剂。每日 1 剂，水煎服，分早晚两次温服。

[按]叶天士有言："病初气结在经，病久则血伤入络。"患者胃癌前胃胀痛病情反复，发展缓慢，病久气血失和，营卫行涩，入络成瘀。《医宗必读·肾为先天本脾为后天本论》中言："谷入于胃，洒陈于六腑而气生，和调于五脏而血生……故曰：后天之本在脾。"脾胃为气血生化之源，五脏的气、血、精、津均赖于胃所受纳的水谷精微；脾胃乃元气之本，"内伤脾胃，百病由生"便是后世对李东垣《脾胃论》观点的总结。《景岳全书·杂证谟·反胃》指出："治反胃之法……必宜以扶助正气，健脾养胃为主。"王老认为，患者虽为胃癌术后，然其长期属肝木犯胃，气滞则血、水不运，痰饮、水湿、瘀血为患，胃中血气逆调，痰瘀互结酿毒，恶化为癌，虽经切除，然"毒根深藏"。治以疏肝和胃，调畅血气，化瘀泄毒。

首诊以柴胡、郁金疏肝解郁，藿香、砂仁化湿和胃，陈皮、法半夏、枳实理气化痰，行气消胀，丹参活血化瘀，山慈菇、虎杖清热解毒、散结抗癌，白术、谷芽、麦芽、鸡内金健脾益气，消食化积，炙甘草调和诸药。此诊次中王老突破"术后仅补虚"的常规局限认知，既关注"胃胀、嗳气"等肝胃不和的显症，又重视"瘀毒深藏"的潜在风险，体现"治癌必清根，调胃先疏肝"的思路，注重"疏调气机与清瘀解毒并重"原则，是其"肝胃同调"法则的具体体现与运用，学者堪法之。

二诊，前治之后，诸症缓解，然胃癌术后瘀毒易与气滞纠结，气滞不除则瘀毒难清，故新增行气药与化瘀药协同，体现"气行则血行，气滞则血瘀，治瘀必调气"的遣方用药法则。因湿浊减轻遂去除陈皮、法半夏，新增金铃子散（川楝子、延胡索）强化行气疏肝、活血止痛功效。

三诊去除金铃子散（避攻伐伤胃），新增佛手柔肝理气，浙贝母、瓜蒌皮软坚散结，重楼强化解毒（形成"山慈菇＋虎杖＋重楼"三重抗癌体系）；复加法半夏化湿和胃应对胃胀加重，砂仁增量增强化湿护胃力度。

胃癌术后转移颈部，乃"瘀毒从无形聚为有形"之实证，故在疏肝和胃、化瘀泄毒基础上必须新增软坚散结。肿瘤论治，殊为不易，于医者有三难，识证用药难，临床取效难，准确预后难；于患者有三不易，看透生死不易，坚持治疗不易，花费支出不易。

【案2】刘某，男，73岁，2019年3月20日首诊。

胃癌术后3年半，复查胃镜：残胃炎、吻合口炎。胃胀痛不著，无嗳气，有时泛酸，无反胃，纳食馨，口微干，头晕，神疲，夜寐不谧，大便软溏，色黄，日解1~2次。舌淡红齿痕，苔薄黄，脉弦细缓。

西医诊断：胃癌术后。

中医诊断治法：胃癌、胃痞之属，大肠胀，虚证。肝木犯胃，胃气不和，胃中气血逆调，“凝痰聚瘀”内生，蕴久酿毒，恶变为癌。虽经切除，然其“毒根深藏”，难言尽彻。胃气未复，脾虚失健复见，气虚昭著，正虚邪实。治以疏肝和胃，健脾助运，补益血气，泄毒化瘀。

处方：白参10g，黄芪20g，当归10g，白术10g，白芍10g，百合15g，紫苏叶5g，柴胡10g，黄连5g，吴茱萸3g，白豆蔻10g，山慈菇10g，丹参10g，谷芽10g，麦芽10g，藿香5g，砂仁6g，炙甘草3g。14剂。每日1剂，水煎服，分早晚两次温服。

［按］叶天士先生慧眼独识，曾语云：“胃痛屡发不已，必有凝痰聚瘀。”

该患者胃胀痛多年，系肝木犯胃，胃气不和，胃中气血逆调，“凝痰聚瘀”内生，蕴久酿毒，恶变为癌。化疗之药内含热毒，既可以毒攻毒，又可耗伤气阴血，损害脾胃，致胃中郁热内蕴，胃失和降，脾虚则中焦失健，人以胃气为本。

王老拟疏肝和胃，调畅血气，豁痰化瘀，软坚消结以治之。柴胡、白芍、紫苏叶、黄连、吴茱萸、百合疏肝和胃；白参、黄芪、白术、当归益气养血；白豆蔻、藿香、砂仁、谷芽、麦芽化湿和胃；山慈菇泄毒抗癌，丹参活血化瘀。全方补而不滞，清而不伤，疏肝不耗气，体现“调肝护脾、补清兼顾”的配伍智慧。

胃癌术后，肿块虽除，然多正气难复。王老常常强调论治要突破单纯抗癌思维，注重整体，对于虚弱之人，可从“肝脾同调、气血双补”入手。该患者即体现“脾胃虚弱为核心，肝胃不和为诱因，气血亏虚为结果”的临床表现，王老治以“攻补兼施，扶正祛邪”的平衡策略，为胃癌术后远期调治提供“扶正以抗邪，调畅气机防复发”的思路。

5. 食管神经内分泌肿瘤（噎膈）

陈某，男，70岁，2018年1月29日首诊。

进食及饮水时自觉食管部位梗阻、疼痛月余，嗳气，有时泛酸，微咳，咳吐白黏痰，胃胀痛，肠鸣，纳食不多，口干不著，夜寐有不谧，神疲，体重减轻，尿多，大便成形，色黑，4日1解，舌淡暗红，苔薄黄腻，脉弦细缓。BP 156/92mmHg。高血压10余年。胃镜示食管多发病变性质待查，间质瘤？

癌?;胃底癌性病变;间质瘤,浅表糜烂性胃窦炎。食管病检示神经内分泌肿瘤(G3)。腹部B超示腹膜多发淋巴结肿大。既往有慢性胃炎病史。

西医诊断:食管神经内分泌肿瘤、腹腔腹膜后多发淋巴结肿大(转移?)。

中医诊断治法:噎膈。恙由肝木犯胃,胃气不和,致使食管络脉气血逆调,痰瘀内生,久蕴酿毒,终而痰瘀气滞与毒互结恶变为癌,标实本虚。拟疏肝和胃,理气化痰,豁痰泄毒,佐以益气养阴以固护胃气。

处方:白参10g,百合20g,紫苏叶5g,旋覆花10g,丹参15g,法半夏10g,砂仁8g,浙贝母10g,茯苓10g,荷蒂10g,郁金10g,陈皮10g,山慈菇15g,重楼15g,枳实10g,白术10g,稻麦芽各10g,炙甘草3g,白花蛇舌草15g。10剂。每日1剂,水煎服,分早晚两次温服。

[按]肝郁则血行不畅,久之瘀于食管,形成肿块,导致咽下困难,易形成痰互结。忧虑伤脾,导致气结,脾运化失常,气聚而为痰,痰气交阻于食道,易形成气滞痰阻。食久不下又或血耗气郁,痰因火结,形成热毒伤阴。肾阴不足,津液亏损,可生噎膈。王老以扶正祛邪为大法,治以疏肝和胃,理气化痰,豁痰泄毒,益气养阴。

王老写脉案,其对于病证病机分析,往往是其精彩之处。该案"食管梗阻疼痛、嗳气泛酸"属"肝胃不和,胃气上逆",肝气犯胃致食管络脉气血逆乱,痰瘀阻滞通道则梗阻疼痛;"胃胀痛、肠鸣"示"中焦气滞,湿浊内蕴",胃气不和则腹胀,湿浊下注则肠鸣;"痰瘀毒互结"特征显著,"咳吐白黏痰、苔薄黄腻"为"痰浊内蕴","舌淡暗红、大便色黑"主"瘀血内停",食管肿瘤与腹膜淋巴结肿大属"毒邪聚结";"纳食不多、神疲、体重减轻"属"正气亏虚",癌毒耗伤气血,脾胃运化失常则气血生化不足;"脉弦细缓"呼应肝郁(弦)、气虚(细)、湿阻(缓)并存。整体呈现"痰瘀毒互结为标急之象-肝胃不和为发病之因-正气亏虚为乃疾患之根本-腑气不通是为兼证"的病机特点,凸显噎膈发病乃痰瘀毒阻为"膈"的典型病理。

用药体现三大特色:一是"以通为要",通过疏肝和胃、化痰散结打开食管梗阻通道,旋覆花、紫苏叶、荷蒂等理气降逆药直击"噎膈"主症;二是"重毒猛药",山慈菇、重楼、白花蛇舌草三联抗癌,针对G3级神经内分泌肿瘤与转移风险强化泄毒;三是"胃气为本",全程配伍白参、白术、砂仁等护胃药,契合"有胃气则生"的治癌原则。全方既解当下梗阻疼痛之急,又清除癌毒之根,更保脾胃运化之本。

6. 乳腺癌术后

刘某,女,40岁,2014年8月12日首诊。

患者于2013年12月25日行右乳腺癌切除术后。并行化疗8次,现症见：形寒畏冷，然又不时乍热汗出，头痛偶作，夜寐少梦，纳食馨，口不干苦，神疲易倦，二便调。舌淡红，苔薄黄，脉细。既往有自主神经功能失调病史。

西医诊断：乳腺癌术后。

中医诊断治法：乳岩，气阴两虚，肝胆失疏，郁热内蕴，阴阳乖违，气血逆调。拟益气阴，疏肝胆，和阴阳，调血气为法。

处方：人参10g，黄芪20g，天冬10g，麦冬10g，柴胡10g，黄芩10g，淫羊藿10g，当归10g，白术10g，白芍10g，浮小麦30g，丹参10g，五味子5g，合欢皮15g，茯神15g，炒酸枣仁15g。14剂。每日1剂，水煎服，分早晚两次温服。

2014年8月25日二诊：神疲、灼热、乍热汗出改善，头痛已除，仍有形寒畏冷，大便软溏，日解4~5次。舌淡红，苔薄黄，脉弦缓。

中医治法：原法出入。

处方：人参10g，黄芪20g，淫羊藿10g，白术10g，当归10g，白芍10g，山药20g，熟地黄15g，山茱萸10g，茯苓15g，浮小麦20g，炒酸枣仁20g，柴胡10g，黄芩10g，天麻10g，葛根20g。14剂。每日1剂，水煎服，分早晚两次温服。

2014年10月14日三诊：畏寒改善，乍热汗出减少，神疲乏力。舌淡红，苔薄黄，脉细弦。

中医治法：原法酌加泄毒化瘀之品。

处方：人参10g，黄芪20g，淫羊藿10g，柴胡10g，白芍10g，山慈菇10g，虎杖15g，郁金10g，蒲公英10g，黄芩10g，葛根20g，熟地黄15g，山茱萸10g，山药20g，丹参10g，天麻10g。14剂。每日1剂，水煎服，分早晚两次温服。

[按]探乳腺癌发病之因，王老认为乳岩的病因可归于外邪入侵和正气不足两个方面，《外证医案汇编》明确指出："正气虚则成岩。"素体正气不足，脏腑功能失调，一旦外感六淫，邪毒乘虚侵袭人体，影响机体气血津液的正常输布，导致气滞、血瘀、痰毒胶结日久而成瘤。

另外，王老认为乳岩的发生与情志失调亦有密不可分的关系，如陈实功《外科正宗》述："忧郁伤肝，思虑伤脾，积想在心，所愿不得志者，致经络痞涩，聚结成核。"女子以肝为先天，情志不畅，肝气郁滞，致经络滞涩；饮食不节，脾胃受损，痰湿内生，津液运化输布失常，痰瘀滞于乳络，日久结为癌毒。尤其是绝经后女性，因其天癸竭，气血亏虚运行失常，久而聚痰酿毒，互结于乳房而生癌瘤，故治以益气阴，疏肝胆，和阴阳，调血气为法。

本案患者乳腺癌术后，化疗8次。乳腺癌属中医"乳岩"范畴，手术后耗伤气血，化疗之品本属"热毒"之邪，双重打击致"气阴两虚"。气虚则卫外不固，阳虚则形寒畏冷；阴虚则内热自生，热迫津液外泄则乍热汗出，形成"形寒与乍热并见"的"阴阳乖违"特征，这与自主神经功能失调相互影响，加重寒热紊乱。"肝胆失疏"源于术后情志不舒与化疗应激，肝气郁滞化热则"郁热内蕴”，循经上扰则头痛偶作；“神疲易倦、脉细”为“气阴两虚”的直接体现，气血不足则肢体失养、脉象细弱；舌淡红、苔薄黄印证气阴不足与郁热微存的复合状态。此即“化疗伤正 - 阴阳失调 - 气血逆乱”的寒热错杂之证，气阴两虚，肝胆失疏，以致郁热内蕴，阴阳乖违，气血逆调，心神不宁。故首诊方中人参、黄芪大补元气，天冬、麦冬养阴润燥，合用益气养阴；柴胡配黄芩疏泄肝胆，使郁热内清；淫羊藿补肾益精；当归补血活血，合用丹参加强活血同时清里热，合用白芍养阴和营，调和气血；白术健脾益气；浮小麦、五味子收敛固阴，固护阴液；合欢皮、茯神、炒酸枣仁养心安神。

二诊，前法取效，二诊坚守“原法”，针对新病机精准“出入”，弱化滋阴力度（去天冬、麦冬、五味子），避免碍脾生湿；强化健脾补肾以“温阳止泻”，新增山药、熟地黄、山茱萸补肾健脾，针对“形寒畏冷、大便软溏”，避免了“见溏只知止泻，忽视阳虚根本”的片面施治。保留柴胡、黄芩续疏肝胆清余热，人参、黄芪续益气固表，体现“守其核心、变其侧重”，聚焦温阳健脾，而兼顾疏调。

三诊时患者畏寒、乍热汗出均改善，说明肾阳已好转。王老认为患者正气已复，可酌情加泄毒化瘀之品。故方中加用山慈菇、虎杖、蒲公英以清热解毒，消肿散结。此乃正气虚重时应先扶正，再予以扶正时酌情祛邪，方可不伤本元而加重病情。

此诊“扶正祛邪并重”，彰显癌症康复调治法则有三：一是在“畏寒改善、正气渐复”的前提下引入泄毒化瘀药，此时正气能耐受攻伐，祛邪更安全有效，避免了早期攻邪伤正或晚期留毒为患，是“时机把握精准”；二既关注“畏寒、乏力”等虚损症状的改善，更重视“癌毒瘀滞”这一根本病因的清除，治癌重标本兼治；三是扶正药与祛邪药比例协调，参、芪等益气药用量充足以扶正，山慈菇、虎杖等攻邪毒药适量以祛邪，形成“扶正为主、祛邪为辅”的良性互动，“攻防平衡之妙”。

7. 子宫内膜癌术后

彭某，女，52岁，2016年3月16日首诊。

主诉繁多，一身上下内外均感不适，然以头晕痛、夜难以入眠，心烦，乍热乍冷汗出为主，纳食一般，口干舌燥，大便软溏，日解2~3次，夹黏液，解而不爽，尿频尿痛不畅，舌淡暗红，苔薄黄，脉细弦。BP 154/90mmHg。有高血压病、子宫内膜癌术后等病史。既往有更年期综合征、高血压病、慢性胃炎、慢性肠炎、神经症病史。

西医诊断：子宫内膜癌术后。

中医诊断治法：子宫癌。子宫癌、风眩、脏躁、胃痛、大肠胀。肝胆失疏，肝阳偏亢；气阴两虚，痰热内扰，神魂失宁，脾胃失健。

处方: 天麻 10g,钩藤 15g,蒺藜 15g,珍珠母 20g,柴胡 10g,黄芩 10g,薏苡仁 30g,枳实 10g,竹茹 10g,茯神 10g,浮小麦 30g,谷芽、麦芽各 10g,白术 10g,炙甘草 3g,葛根 20g。3 剂。每日 1 剂,水煎服,分早晚两次温服。

2016 年 3 月 21 日二诊:夜寐改善,大便转软,日解 1 次,余大致同前,舌淡红,苔薄黄,脉细弦。

中医治法: 原法出入。

处方: 天麻 10g,钩藤 15g,蒺藜 15g,珍珠母 20g,太子参 10g,百合 20g,柴胡 10g,黄芩 10g,白术 10g,茯神 15g,合欢皮 20g,炒酸枣仁 20g,浮小麦 20g,葛根 20g,炙甘草 3g,藿香 5g。7 剂。每日 1 剂,水煎服,分早晚两次温服。

2016 年 3 月 29 日三诊:前述诸症续有改善。

中医治法: 主诉繁多之症,多由郁证而起,而郁证之成,无不兼夹气郁血瘀痰凝,故疏肝解郁,行气豁痰,治以化痰为其主法,其间再视兼夹证而权变之。

处方: 天麻 10g,钩藤 15g,蒺藜 15g,百合 20g,柴胡 10g,黄芩 10g,丹参 15g,茯神 15g,枳实 10g,白术 10g,浮小麦 20g,制远志 6g,竹茹 10g,炙甘草 5g。10 剂。每日 1 剂,水煎服,分早晚两次温服。

2016 年 8 月 12 日四诊:乍热汗出改善,大便转 1~2 次,软,余大致同前,舌淡红,苔薄黄,脉细弦。

中医治法: 原法出入。

处方: 天麻 10g,钩藤 15g,蒺藜 15g,百合 20g,柴胡 10g,黄芩 10g,枳实 10g,竹茹 10g,浮小麦 30g,白芍 10g,茯神 15g,制远志 6g,丹参 10g,太子参 10g,合欢皮 20g。10 剂。每日 1 剂,水煎服,分早晚两次温服。

2017 年 4 月 20 日五诊:宿疾慢性结肠炎、直肠炎,结肠多发息肉(腺瘤),慢性胃炎等,大便或干或软溏,条状,不通畅,日解 1~2 次,夹血丝及少量黏液,腹胀,肠鸣,矢气,胃胀不著,夜寐不谧,知饥而不能多食,嗳气,口干,头不晕,舌淡暗红,苔薄黄,脉细缓。

中医治法: 肝胃不和,肝脾失调,脾虚失健,肠中气血郁滞,化生为息肉,拟疏肝和胃,抑木扶土,调畅气血。

处方: 防风 5g,白术 10g,白芍 15g,青皮、陈皮各 10g,太子参 10g,紫苏叶 5g,黄连 5g,吴茱萸 5g,白豆蔻 10g,丹参 15g,薏苡仁 20g,香附 10g,葛根 20g,枳实 10g,藿香 5g,槟榔 10g,炙甘草 3g,天麻 10g。10 剂。每日 1 剂,水煎服,分早晚两次温服。

2017 年 5 月 2 日六诊:大便黏液及脓血已除,舌淡红,苔薄黄,脉缓。

中医治法: 原法循续。

处方: 上方 14 剂。每日 1 剂,水煎服,分早晚两次温服。

[按]本案患者为子宫内膜癌术后,主诉繁多,虽一身上下内外均感不适,

然以头晕痛、夜难以入眠，心烦，乍热乍冷汗出为主，故王老认为应分清主次，故主要按风眩论治，属肝胆失疏，肝阳偏亢；兼气阴两虚，痰热内扰，神魂失宁，脾胃失健。

《素问·至真要大论》曰："诸风掉眩，皆属于肝。"明确指出眩晕的发病与肝脏的关系。肝属风木之脏，体阴而用阳，主动主升。肝开窍于目，目受血而视，若肝病阴血亏虚，或风火相煽，上扰头目，则发眩晕。肾主藏精，生髓，脑为髓海，肾脏亏虚则髓失所养，发为眩晕。补益肝肾为中医治疗高血压病的治本之法，补益肝肾尤重补肝，究其根本，高血压病患者之肝肾阴虚乃是肝阴虚所致肾阴亏虚，临床上，肝肾阴虚，或阳亢于上，或化火动风者，治以补肝养肝，兼以平肝清肝，王老常用药物如天麻、钩藤、刺蒺藜、石决明、牡蛎等。

首诊时，该患者主诉繁多，涵盖头晕痛、失眠心烦、汗出、胃肠不适、尿频尿痛等多系统症状，结合高血压、癌症术后及更年期等病史，病机直指"肝胆失疏，肝阳偏亢；气阴两虚，痰热内扰，脾胃失健"。肝阳偏亢则头晕痛、血压升高；肝胆失疏、痰热内扰则心烦失眠、乍热乍汗；脾胃失健则便溏夹黏液，纳食一般；气阴不足则口干舌燥、尿频不畅。医案将"子宫癌术后"与"风眩、脏躁、胃痛、大肠胀"多病证统一于"肝脾失调、虚实夹杂"框架，体现"杂病多郁、郁则多脏受累"的整体观。王老主要以天麻钩藤饮加减，天麻、钩藤、蒺藜、珍珠母平肝清肝。考虑到本案患者更年期综合征，而导致肝郁气滞，柴胡疏肝解郁，合用枳实加强理气疏肝之用；黄芩清泻郁热，兼以清肝。薏苡仁健脾利水，合用竹茹清热豁痰；茯神养心安神；浮小麦、谷芽、麦芽滋阴固表，以固护汗液，白术健脾理气；葛根疏通经络，缓解全身不适症状；炙甘草调和诸药。

二诊坚守首诊"原法出入"，保留天麻、钩藤、蒺藜、珍珠母续平肝潜阳，针对头晕痛与高血压；以柴芩继续疏肝清热以防肝郁化热复燃；新增太子参、百合益气养阴，针对"气阴两虚、心烦"，强化扶正力度；其次优化安神组合：茯神增量，新增合欢皮、炒酸枣仁，替代枳、竹（因痰热减轻）以增强解郁安神之力，改善残留失眠与情绪不适；加藿香化湿和胃，配合白术健脾，针对脾胃未全复，防药物碍胃。全方攻补更趋平衡，清热不伤阴，益气不助热，安神不滞气。

三诊诸症都有改善，王老认为主诉繁多之症，多由郁证而起，而郁证之成，无不兼夹气郁血瘀痰凝，陈士铎《辨证录·痰证门》云："人有痰气流行，胁下支满，发嚏而痛，轻声吐痰，不敢重咯，此非水气在肝，乃郁气在肝也。"认为木郁易生痰饮。痰热内生常因肝郁不解，木气太过，克伐脾土，致水渎失职，痰湿内生而久郁化热；或胆气郁滞，痰气搏结，郁而化热；或嗜食肥甘厚味，饮食不节，酿生痰热等。痰热内生，易上扰心神，致神魂失于宁谧，出现神思不宁、烦躁不安、口苦咽干、夜寐梦扰等症状。故王老认为，郁证病机除肝胆失疏、气机郁滞外，常兼有痰热内扰、神魂失谧。故疏肝解郁，行气豁痰，治以化痰为其主法，其间再视兼夹证而权变之。继续天麻、钩藤、蒺藜平肝潜阳；百合滋阴安神，配合茯神、制远志宁心安神。竹茹清热豁痰，合用枳实理气以加强祛痰之效。

王老临证，注重于“抓主证”，其论治讲究“明主法”，用药“善权变”，该诊次更是体现淋漓尽致：一是“溯本求源”，将繁多主诉归结于“郁证”，再将郁证病理归结为“气郁血瘀痰凝”，抓住“疏肝解郁、行气豁痰”这一主要矛盾，避免“头痛医头、脚痛医脚”；二是“主法不变，权变灵活”，以化痰为核心主法贯穿，同时根据仍存的肝阳微亢、心神不宁等兼夹证，保留平肝、安神等权变之法，体现“纲举目张，主次分明”；三是“动态调整”，根据症状改善情况适时增减药物，如减补益药防碍痰，增活血药助痰消，使处方始终与病机同步。

四诊坚守三诊“疏肝解郁、行气豁痰”核心主法（“原法”），乃因“郁证痰凝”本质未变；针对“气阴需续补”与“安神待强化”精准微调（“出入”），形成“行气豁痰续解其郁、益气养阴续补其虚、平肝潜阳续平其亢、养血安神续宁其神”的策略，体现“主法不变以固疗效，微调以应新症”。遂效不更方，原法出入，以资巩固疗效。

五诊患者主要诉求为慢性结肠炎、直肠炎。故根据中医辨证论治，多脏调燮。王老认为患者主要为肝胃不和，肝脾失调，脾虚失健，肠中气血郁滞，化生为息肉，拟疏肝和胃，抑木扶土，调畅气血。以痛泻要方调理肝胃，太子参加强健脾益气；紫苏叶具有苦辛通降、疏和胃降逆之效；黄连、吴茱萸合用以泻肝火，豆蔻主要考虑为脾胃同治，著名温病大家叶天士尤其重视肝胃同治，脾胃同治。丹参活血祛瘀；薏苡仁祛湿化痰，合用槟榔加强祛湿；香附、枳实疏肝解郁，加强理气；葛根疏通经络；天麻平肝止眩。

六诊患者大便黏液及脓血已无，原法获效，遂效不更方，原法出入，以资巩固疗效。首先，该案体现症状重心从“郁证”转向“胃肠宿疾”时，治法及时从“疏肝解郁、行气豁痰”转为“疏肝和胃、抑木扶土”，体现“证变则治变”；其次，“针对宿疾的精准性”，将结肠息肉归因于“肠中气血郁滞”，用丹参、枳实等调畅气血，契合“息肉多由瘀滞生”的中医认识；三是“巩固疗效的持续性”，六诊在症状改善后坚持“原法循续”，通过延长疗程巩固疗效，体现慢性疾病“三分治，七分养”的调治理念。此诊堪为“随证转治”与“效不更方”并重的典范。

8. 结肠癌

黄某，女，77岁，2008年3月10日首诊。

胸堵胀不适，心忡，气短，左侧头颈部掣痛，欲眠，梦多，纳馨，不咳，痰少。舌暗红，苔薄黄，脉弦细。曾在当地某医院诊断为结肠癌，目前行化疗间续治疗中。BP 140/70mmHg。

西医诊断:结肠癌。

中医诊断治法:肠癌。肝肾亏虚,风阳上扰,心气阴不足,心络为痰瘀痹阻为主。拟补肝肾,祛风阳,益气阴,化痰瘀为法。

处方:天麻10g,钩藤15g,蒺藜10g,熟地黄15g,白芍10g,女贞子10g,枸杞子15g,苦杏仁10g,茯苓10g,葛根15g,甘草10g,白参10g,麦冬15g,五味子5g,黄连4g,法半夏10g,瓜蒌皮10g,丹参10g,黄芪20g。14剂。每日1剂,水煎服,分早晚两次温服。

2008年7月31日二诊:近日脘腹胀而不适,嗳气,右上胸轻闷胀,口不渴,大便溏,日解两三次。舌淡暗,苔薄白,脉缓。

中医治法:脾胃素虚,中焦健运乏力,复加喜食水果生冷,越发损伤脾运。拟方健运脾胃,消导和中。

处方:藿香10g,枳实10g,白术10g,陈皮10g,法半夏10g,神曲10g,炒山楂10g,鸡内金10g,炒稻芽10g,炒麦芽10g,郁金10g,广木香5g,砂仁6g,炙甘草3g,紫苏梗10g,荷叶10g。7剂。每日1剂,水煎服,分早晚两次温服。

2008年8月18日三诊:脘腹胀稍好转,余症大致如前。舌淡红,苔薄黄,脉弦缓。

中医治法:原法出入。

处方:陈皮10g,法半夏10g,枳实10g,白术10g,香附10g,郁金10g,广木香5g,砂仁6g,炒稻芽10g,炒麦芽10g,鸡内金10g,熟大黄5g,厚朴10g,甘草3g,柴胡10g,黄芩10g。10剂。每日1剂,水煎服,分早晚两次温服。

[按]王老常结合脉症加以施治疾病,本案属于77岁高龄女性患者,本就“肝肾亏虚”,迭因久病结肠癌及化疗进一步耗伤正气,肝肾阴虚则阴不制阳,风阳上扰清窍,故“左侧头颈部掣痛”,脉弦细中“弦”象与此呼应;“肝肾同源”,肝肾亏虚则精血不足,无以濡养周身,加剧虚损状态。“心气阴不足”是另一核心矛盾,化疗药性燥烈,耗气伤阴,心失所养则“心悸、气短”;气阴不足又致血行无力,易生痰瘀,“胸堵胀不适”正是“痰瘀痹阻心络”的典型表现,舌暗红印证瘀血内停。“欲眠梦多”则体现“虚火扰神”生内热,加之痰瘀郁而化热,扰动心神致睡眠不宁。整体呈现“肝肾亏虚为根、心气阴不足为轴、风阳上扰与痰瘀痹阻为果”的复杂病机,将头颈部、心胸、神志等多系统症状串联成有机整体。其乃肝肾阴亏于下,木气不荣,郁勃成风,风阳内生之象。结合胸闷胀,心忡,气短,左侧头颈部掣痛,欲眠,梦多,知其风阳上扰头面、心胸,阳热损伤心之气阴,痰瘀搏结,阻于心络发病。用以天麻、钩藤、蒺藜、白芍取验方平肝煎化裁之意,疏肝柔肝,清热息风。熟地黄、女贞子、枸杞子滋补肝肾。茯苓、苦杏仁、甘草乃《金匮要略》茯苓苦杏仁甘草汤,其中,茯苓利水化

湿,水利则气畅,并用苦杏仁降肺气开胸结,令肺气往来流利,气畅则胸中水液得布,更合甘草健脾益气,助增茯苓、苦杏仁输布水气津液之力,使胸痹去而气不短。白参、麦冬、五味子、瓜蒌皮、黄连、法半夏为“生脉陷胸汤”,其旨在于虚实并调,攻补兼施,共奏益气养阴,清热祛痰,宽胸散结之效。复加黄芪助白参益气;丹参、葛根活血化瘀,通络止痛,与祛痰之品并伍,痰瘀同治,切中病机。

二诊:患者自诉药后相安,缓解数月未发,今复食水果生冷,寒凉伤脾,况罹肠癌之疾,素体本虚,故愈发损伤脾运,以致腹胀、嗳气、大便溏。主治以健运脾胃,消导和中。方中枳实、白术、炙甘草、荷叶、陈皮、法半夏取枳术丸合二陈汤之意,健脾理气,降胃化痰,升清降浊,转动枢机;复加砂仁、紫苏梗理气和胃,燥湿止泻。神曲、炒山楂、鸡内金、炒稻芽、炒麦芽和中消导,启脾运转之机。郁金、木香乃名方“颠倒木金散”。木香一药,《本草备要》言其辛苦而温,为三焦气分之药,能升降诸气,治一切气痛,九种心痛。郁金之药,辛苦气寒,纯阳之品,其性轻扬上行,入心及包络,以凉血清心,行气解郁,活血止痛为主要功用。二药一入气分药,一入血分药,气血并调,专疗心胸胀痛诸症矣。

王老论治肿瘤,尤重“胃气”,该诊患者即现“脘腹胀而不适”,其即以两大法则协同发力,一则“健运脾胃”针对“脾胃素虚、脾阳受损”,通过补脾气、温脾阳恢复运化功能,为气血生化提供保障;“消导和中”针对“气滞湿阻、食积不化”,通过行气、化湿、消导解除中焦壅滞,使脾胃气机升降复常。二则“补中有通,通中寓补”,健运脾胃为消导和中奠定基础;消导和中为健运脾胃扫清障碍。这种治法避免了单纯补虚导致的“壅滞更甚”或一味消导导致的“耗伤正气”,特别契合化疗期“虚不受补、滞不耐攻”的脾胃状态。

三诊时,王老精简温化药物,因寒湿减轻去苏、藿以避温燥太过,并除荷、曲、楂之品消积之品;新增柴、郁、香附强化疏肝理气,并增熟大黄、厚朴行气消胀以增强通腑导滞;对于健脾与消导核心治法则品味俱留,夏、陈、术续进以健脾燥湿,砂仁温脾开胃防疏肝药物伤脾,甘草调和诸药。全方温凉适度,燥润相济,体现“脾需健运则补之,肝需疏泄则达之,肠需通利则导之,热需微清则泄之”的配伍逻辑,是中焦宿疾组方经典法则。

9. 结肠癌术后

涂某,女,53岁,2016年12月27日首诊。

结肠癌术后1年余,大便软溏,日解两三次,通畅,腹不胀痛,纳食馨,夜寐不谧。舌淡红,苔薄黄,脉弦缓。

西医诊断:结肠癌术后。

中医诊断治法: 肠癌,虚劳。湿热瘀毒互结为癌,着于肠,虽经切除,然难言尽彻,脾虚未复。宜疏肝健脾,佐以泄毒化瘀。

处方: 太子参10g,白术10g,茯苓10g,山药20g,薏苡仁20g,炙甘草5g,葛根20g,柴胡10g,黄芩10g,砂仁6g,藿香5g,神曲10g,法半夏6g,陈皮10g,山慈菇5g,虎杖10g。14剂。每日1剂,水煎服,分早晚两次温服。

2017年3月31日二诊:大便软溏,日解两三次,通畅,右胁下隐痛,腹不胀痛,纳食馨,乍热汗出。舌淡红,苔薄黄,脉弦细。

中医治法: 治守原法,酌加疏泄肝胆、清热敛汗之品。

处方: 太子参10g,白术10g,茯苓10g,山药20g,薏苡仁20g,炙甘草5g,葛根20g,黄芩10g,砂仁6g,藿香5g,神曲10g,法半夏6g,陈皮10g,山慈菇5g,虎杖10g,柴胡10g,郁金10g,浮小麦20g。14剂。每日1剂,水煎服,分早晚两次温服。

2017年4月20日三诊:药后相安,晨间大便成形,午后便软溏,日解三次,通畅,右胁隐痛,无肠鸣,矢气,纳食馨,口渴,夜寐有时不谧。舌淡暗红,苔薄黄,脉弦缓。

中医治法: 肝脾犹未尽调,脾虚亦未复健,原法出入。

处方: 党参10g,白术10g,苍术10g,陈皮10g,薏苡仁30g,茯苓15g,葛根20g,浮小麦20g,柴胡10g,黄芩10g,郁金10g,山药20g,砂仁6g,炒白扁豆10g,炙甘草3g。14剂。每日1剂,水煎服,分早晚两次温服。

2017年5月10日四诊:病症大致为前,大便先成形,续软溏,日解两次,头晕,颈胀,纳食馨,口渴,夜寐有时不谧。舌淡红,苔薄黄,脉弦细缓。

中医治法: 肝胆失疏,肝阳偏亢,肝木克脾,脾虚失健,督脉失利。宜平肝利胆,健脾助运,疏通督脉。

处方: 天麻10g,钩藤15g,蒺藜15g,白芍10g,石决明20g,党参10g,白术10g,苍术10g,陈皮10g,薏苡仁30g,茯苓15g,葛根20g,山药20g,砂仁6g,炒白扁豆10g,柴胡10g,黄芩10g。14剂。每日1剂,水煎服,分早晚两次温服。

[按]王老认为,癌病多为瘀毒互结于人体脏腑日久,久之恶变为癌,深居人身,虽经过手术切除局部病灶,但瘀毒之气"毒根深藏",故而医生手术前须全面诊察,不放过"蛛丝马迹",祛邪务尽、泄毒化瘀以清肃残余之邪。在对癌病施行合理的治疗中,注意审证求因,整体观念贯穿全程,"扶正"与"祛邪"权衡轻重,太过或不及均有弊端。

结肠癌本属"肠覃""癌毒"范畴,本案为结肠癌术后患者,手术虽切除癌肿,但耗伤脾胃之气,致"脾虚未复",运化功能失常则"大便软溏";"脾虚气血生化不足，心神失养”或“肝郁化热扰神”，共同导致“夜寐不谧”示其“本虚”为患。“肝郁气滞”是重要中间环节。术后情志易郁，肝失疏泄(脉弦为征)，“肝木乘脾”进一步加重脾虚，形成“肝郁-脾虚”恶性循环；肝气不疏也可致气机不畅，虽无腹胀但潜在影响肠腑功能协调。“湿热瘀毒残留”则是复发隐患，医案明确“湿热瘀毒互结为癌，虽经切除难言尽彻”，舌淡红、苔薄黄印证湿热微存，这是癌症术后需长期关注的“标邪”。整体呈现“脾虚为本、肝郁为枢、毒瘀为标”的复合格局，且有机将消化、神志症状串为一体。现见大便软溏，夜寐不谧为所苦，舌红，苔薄黄，脉弦缓知为肝脾受邪为主，兼有余毒未清。治以疏肝健脾，佐以泄毒化瘀。故以香砂六君汤化裁，方中太子参、白术、茯苓、炙甘草益气健脾，资生气血，祛湿利水。山药与薏苡仁相配，取自张锡纯之“珠玉二宝粥”，山药、薏苡仁皆清补脾肺之药。然单用山药，久则失于黏腻；单用薏苡仁，久则失于淡渗，惟等分并用，乃可久服无弊。葛根升清止泻，复脾升运之机。砂仁、藿香燥湿行气，芳香醒脾，和胃止泻。陈皮、法半夏、神曲燥湿化痰，降逆和胃，与前药相伍，转复枢机，升中有降。诸药合用，动静相宜，补而不滞，温而不燥，具有健脾和胃，益气祛湿，行气温中之功。《金匮要略》云：“见肝之病，之肝传脾，当先实脾。”王老举一反三，认为肝病当先实脾，脾病亦勿忘疏肝，唯恐土木之变矣。故健脾之中加用柴胡、黄芩疏肝泻热，和解少阳。又守毒根深藏之机，用以山慈菇、虎杖清热解毒，化浊泄瘀。

二诊，前诊中王老洞悉其因“术后虚损-癌毒残留-肝脾失调”之发病机制，并对证治之取效，诸症有所康复，遂随之进行治法调整：虽言“治守原法”固根基，但仍“酌加疏泄与敛汗”解新忧。予以“健脾渗湿续固其本，疏泄肝胆畅其机，清热敛汗止其溢，泄毒化瘀除其余”的新策略，体现“守核心疗效，强薄弱环节”以治之。病症大致为前，右胁下隐痛，乍热汗出，示肝木不疏较前为著，原方酌加郁金、浮小麦疏泄肝胆，清热敛汗。

三诊，因“肝脾未尽调”而升级健脾燥湿力量，用二术、党参替代前方之太子参，针对“午后便溏”的湿邪残留；新增白扁豆、山药、薏苡仁协同强化“健脾化湿”；因湿浊减轻遂去藿、曲、夏以精简冗余药物，毒瘀减轻遂去山慈菇、虎杖以防强攻伤正；然柴胡、郁金续疏肝，浮小麦敛汗安神，葛根升阳生津，兼顾“口渴”的津液不足则续予不变，余大致同前。全方补而能运，燥而不烈，疏而不耗，体现“脾虚需补则温之，湿留需祛则燥之，肝郁需畅则疏之，津伤需润则升之”的配伍逻辑。大便软溏、夜寐较前改善，乍热汗出已不明显，续以疏肝理气，健脾利湿之剂，减和胃降逆，解毒化瘀之品。

四诊时大便较三诊改善，右胁已不痛，但又现“头晕、颈胀”，乃因“肝阳偏亢、督脉失利”之由，遂突破前三诊“肝脾”范畴，拓展至“肝-督脉”的关联，体现中医“审证求因，不拘前法”；二是“肝脾督同调”，平肝是为了防肝阳伤脾，健脾是为了固护根本以制肝阳，通督脉是为了畅阳气以助脾运，三者相互支撑，形成“治肝以安脾，健脾以养肝，通阳以助运”的良性循环；三是“用药轻重有度”，对葛根的巧妙复用，既延续前三诊升阳生津功效，又新增疏通督脉作用，一药多效，体现“药简力专”的配伍智慧。故拟益气健脾，升清祛湿之中尤需疏利肝胆，平肝潜阳，原方去行气破血止痛之郁金，复加平肝煎（天麻、钩藤、蒺藜、石决明、白芍）以调木土之乱。这种调治思路为癌症术后复杂并发症提供了“随证拓展治法维度，兼顾新旧矛盾，整体调治不偏废”的范例。

10. 直肠癌术后

周某，男，66岁，2019年5月16日首诊。

直肠癌改道术后，目前以夜寐不谧为主，无头晕，纳食一般，口不渴，大便时干时溏，日解8次。舌暗红，苔薄黄，脉细弦缓。

西医诊断：直肠癌术后。

中医诊断治法：肠癌。虚劳，肠癌术后，肝脾失调，湿热瘀毒互结，恶变为癌，着于肠，虽经切除然其“毒根深藏”。肝肾并调，湿热瘀毒兼清。

处方：白参10g，防风5g，白术10g，白芍10g，葛根20g，茯神15g，酸枣仁20g，合欢皮20g，山慈菇10g，薏苡仁20g，香附10g，败酱草15g，茯苓10g，陈皮10g，黄芪20g。14剂。每日1剂，水煎服，分早晚两次温服。

2019年6月19日二诊：药后夜寐、神疲及纳食均获改善，大便时干时溏，日解4次为主。舌淡红，苔薄黄，脉缓弦。

中医治法：勿忘“毒根深藏”，宜调和肝脾，补益血气，佐以清利湿热，泄毒化瘀，以肃清残邪。

处方：白参10g，防风5g，白术10g，白芍10g，葛根20g，茯神15g，酸枣仁20g，合欢皮20g，薏苡仁20g，败酱草15g，茯苓10g，陈皮10g，黄芪20g，当归10g，炒麦芽10g，炒谷芽10g。14剂。每日1剂，水煎服，分早晚两次温服。

［按］王老认为，消化系统肿瘤病因病机复杂，往往交杂为患，多属正气不足，饮食失宜，病毒侵袭，郁滞日久致脾胃损伤。脾胃中土为后天之本，饮食失节，久则脾胃虚弱，运化功能失职，致使津液输布失常，湿邪停聚，凝而为痰；或七情太过，情志内伤，忧思伤脾，肝气郁结，疏泄失职，气机阻滞，导致气血津液运行失常，痰气水湿瘀蓄积体内，化火成毒，痰浊郁久而成痰毒，湿浊蕴积而成湿毒，直接或间接影响胃腑正常功能。因此，治疗应当注重脾胃肝三家的相互关系，并根据表现出的症状判定寒热虚实谁为主次，继以处方

用药。

王老认为直肠癌改道手术切除癌肿，亦耗伤正气，致“肝脾失调”，脾虚则运化失常，水湿不化，故“大便时干时溏、日解 8 次”，脾虚失健则“纳食一般”；脉弦为征示肝失疏泄又加重脾运失常，形成“肝郁 - 脾虚”恶性循环，即“肝木乘脾”。“湿热瘀毒互结”是癌症与术后残留的核心病理产物，医案明确“毒根深藏”，舌暗红（瘀滞）、苔薄黄（湿热）印证瘀毒未净，湿热瘀毒既可直接扰动肠腑（致大便失常），又能上扰心神（致夜寐不谧）。“心神失宁”是虚与毒共同作用的结果，脾虚气血生化不足，心神失养；或湿热瘀毒循经扰神，叠加病重肝郁，三者共同导致“夜寐不谧”这一突出症状。患者大便日解 8 次，时干时溏，不寐，舌暗红，苔薄黄，脉细弦缓。当知肝脾不调，湿热瘀毒内蕴。方用河间四君汤、痛泻要方、薏苡附子败酱散化裁，治以疏肝清热，健脾止泻，解毒祛湿为主，兼加养心安神之品。

黄芪、白参、茯苓、白术为刘河间之四君子汤，相较于《太平惠民和剂局方》四君子汤益气健脾力量更雄。白术、白芍、防风、陈皮为《丹溪心法》之痛泻要方。其中，白术苦燥湿，甘补脾，温和中；白芍寒泻肝火，酸敛逆气；防风辛能散肝，香能舒脾，风能胜湿，为理脾引经要药。陈皮辛能利气，温能燥湿而醒脾，使气行湿去，诸药合方犹善疏肝理脾，祛湿止泻。薏苡仁能健脾除湿，又能清热止泻。败酱草既能清热解毒，又能祛湿止痢。两药相须为用，取自张仲景之“薏苡附子败酱散”，因其邪气尚未导致虚寒，故去大热之附子，加以葛根助二药升清止泻，理肠通络。茯神、酸枣仁、合欢皮疏肝解郁，养心安神。山慈菇、香附相伍专为针对“毒根深藏”而设，共奏理气散结，清热解毒之功。

二诊，诸症悉减，示原法有效，切中病机。原方减山慈菇、香附之清热解毒，理气散结之品，避免久服不利正复。加用当归，与方中黄芪相配，益气养血。炒谷芽、炒麦芽和胃消导，启中焦振奋之机。

王老对于“术后调治”类疾病，大多采用“急缓兼顾、长治久安”策略：一是“扶正重健脾”，通过参芪术等筑牢脾胃防线，既改善大便与纳食问题，又为抗邪提供“气血生化之源”，契合“脾胃为后天之本”理论；二是“祛邪重清毒”，选用山慈菇、败酱草等针对性抗癌药物，紧扣“毒根深藏”的复发隐患，体现癌症术后“祛邪务尽”的预防思维；三是“安神兼顾本”，用茯神、酸枣仁等既对症改善失眠，又通过健脾益气、疏肝清毒从根本解决“神不安”的诱因，避免“见失眠只安神”的片面调治。

11. 睾丸癌术后

单某，男，61 岁，2004 年 11 月 1 日首诊。

曾因两侧睾丸肿痛诊断为“睾丸癌”而先后行两次根除手术并行放疗。目前腹胀痛，若不得矢气则显现，大便质尚正常，而解不通畅，纳食尚可，口干，口中少津。舌淡暗，苔薄黄，脉弦。

西医诊断：睾丸癌术后。

中医诊断治法：腹痛。虽罹癌病，仍可按腹痛论治，病余脾气郁滞，酿生之因，一为肝气犯逆；一为肺失治节。故拟疏肝理脾，调达肺气。

处方：百合15g，苦杏仁10g，紫菀10g，瓜蒌15g，槟榔18g，枳壳10g，柴胡10g，乌药10g，木香5g，青皮10g，陈皮10g，白芍10g，黄芩10g，桔梗10g，甘草3g。7剂。每日1剂，水煎服，分早晚两次温服。

2004年11月10日二诊：前症初服效验，继投则症状不减，口不渴。舌淡红，苔薄白，脉沉弱。

中医治法：原法酌加温肾润肠之品。

处方：百合15g，苦杏仁10g，紫菀10g，瓜蒌15g，槟榔18g，枳壳10g，柴胡10g，乌药10g，木香5g，青皮10g，陈皮10g，白芍10g，黄芩10g，桔梗10g，甘草3g，肉苁蓉15g，熟地黄15g，菟丝子10g，枸杞子10g。10剂。每日1剂，水煎服，分早晚两次温服。

2004年11月22日三诊：腹痛已除，腹有时微痛，仍觉矢气不畅，口干饮水不多。舌淡红少津，脉细弱。

中医治法：原法续进。

处方：百合15g，苦杏仁10g，紫菀10g，瓜蒌15g，槟榔10g，枳壳10g，柴胡10g，乌药10g，木香5g，青皮10g，陈皮10g，白芍10g，黄芩10g，桔梗10g，甘草3g，肉苁蓉15g，熟地黄15g，菟丝子10g，枸杞子10g。14剂。每日1剂，水煎服，分早晚两次温服。

2005年7月5日四诊：久未诊治，药后相安，现以矢气频作或嗳气，若排气不畅则腹胀不适，大便尚正常，纳食不馨，知饥而不敢多食，口干不苦。舌淡红，苔薄黄，脉弦缓。

中医治法：脾气郁滞，多因肝失疏泄，肺失治节而成。木疏土则脾滞以行，肝得金之敛降则木无疏清之虞，前按何梦瑶先贤之训立法。

处方：柴胡10g，枳壳10g，香附10g，郁金10g，白芍10g，川芎10g，木香5g，槟榔10g，乌药10g，青皮10g，陈皮10g，茯苓10g，沉香10g，肉苁蓉15g，紫苏叶6g，百合15g。14剂。每日1剂，水煎服，分早晚两次温服。

2005年7月20日五诊：病史见前，刻下以大便不爽，大致成形，排气不畅为苦。舌淡红，苔薄黄，脉弦细。

中医治法：肠间气机郁滞，酿生之因与肺失治节、肝失疏泄、脾失转输相关，仍以原法出入。

处方: 柴胡10g,枳壳10g,香附10g,郁金10g,白芍10g,川芎10g,木香5g,槟榔10g,乌药10g,青皮10g,陈皮10g,茯苓10g,大腹皮15g,肉苁蓉10g,紫苏叶6g,百合15g。14剂。每日1剂,水煎服,分早晚两次温服。

[按]王老临证常以脉证为主,结合整体寒热虚实之况,综合调治。若只着眼于某病某脏,难免一叶障目,不得要领。本案睾丸癌术后放疗虽清除癌灶,但易致气机紊乱,“肝气犯逆”是重要诱因,肝主疏泄,放疗耗伤正气或情志郁滞致肝失疏泄,气机不畅,肝郁克脾,腑气不通而发为腹痛;又脉弦为肝郁之征;“肺失治节”是另一关键环节,肺主气司呼吸,朝百脉而主治节,放疗可能损伤肺气,肺失宣降则不能助大肠传导(肺与大肠相表里),故“大便解不通畅”,气不下行反滞中焦则腹胀痛加重,“不得矢气则显现”印证“气滞为核心”。“脾气郁滞”是肝肺失调的共同结果,脾居中焦为气机枢纽,肝逆肺滞共同致脾运不畅,水津不布则“口干、口中少津”;气滞易生郁热,故“苔薄黄”;舌淡暗提示气滞兼微瘀,可能与放疗后气血不畅相关。整体呈现“肝肺失调为因-脾气郁滞为果-肠腑气滞为标”的格局,体现癌症术后“气机紊乱跨脏腑联动”的复杂病理特征,针对肝郁脾虚之机,王老善用四逆散化裁,往往收效良好。

方中柴胡性散能升,长于疏肝解郁;枳壳行气导滞,与柴胡配伍,一升一降,疏肝和胃,疏壅导滞;白芍养血敛阴,柔肝止痛,柴胡与白芍相配,调肝护阴,刚柔相济,相辅相成,柴胡可消除白芍之腻,而白芍能制柴胡之燥;甘草调和诸药,缓急止痛。四药能使肝气调和,中土不壅,脾气畅可复灌四旁。复加槟榔、乌药、木香、青皮、陈皮,取“木香槟榔丸”中气药之品以理气止痛。黄芩清热泻火,与柴胡相配转和少阳枢机,通达气机,又避免气郁化热。百合润肺养阴,左金制木。苦杏仁、紫菀、桔梗、瓜蒌乃宣肺润肠之品。其中,苦杏仁、紫菀二药,王孟英屡用之,称曰灵其气机,实则此等药,正有轻泻作用耳。与桔梗、瓜蒌相配,共同宣发肺气,润肠通便,且待肺气畅通,亦能使肝气自理也,于方中可谓一石二鸟之治。

二诊以“原法守通降”固根基,坚守首诊核心治法,新增“温肾润肠”,形成“疏肝理气续畅其机-调达肺气续通其道-温肾壮阳补其火-润肠通便滋其燥”的新体系,体现“通不伤正,补不碍滞”。初服效验,但二诊时脉沉弱,当知切中病机,却因理气消导之法动其肾根,故在原方基础上加肉苁蓉、熟地黄、菟丝子、枸杞子补肾益精,温阳固本,兼以润肠。

三诊时因“腹痛已除、矢气不畅减轻”,槟榔减量,以免过度通腑耗伤已显不足的阴津与阳气,体现“邪减则攻减”的原则;保留其余核心药物。全方形成“通滞不耗津,温阳不助燥,补虚不碍气,滋津不滞肠”的平衡体系,精准对应“虚多实少，津阳两虚”的复合病机。

四诊，久未诊治，诉药后相安，缓解数月。现原疾复出，矢气频作或嗳气为主，当从肝脾肺论治。原法出入，去熟地黄、菟丝子、枸杞滋腻碍胃之品，加沉香助诸药理气之余又能降逆和胃，其非凡之处在于：一是“传承先贤理论”，付诸实践。明确引用“何梦瑶先贤之训”，将“木疏土、金敛木”的五行理论转化为“疏肝 - 理肺 - 调脾”的具体治法，使抽象理论落地为可操作的方药方案，体现“医理源于经典，治法本于理论”；二是“慢性调治的连续性思维”，针对“久未诊治”导致的病机复发，不盲目更改核心方向，而是强化肝肺同治的核心策略，说明癌症术后气机调治需“长期坚持，中断易复”；三是“气机升降的双向调控”，既用柴胡、香附疏肝升气，又用沉香、紫苏叶降气敛肺，一升一降调节气机平衡，避免单纯升散或降泄的偏颇；四是“食与气的协同调护”，针对“知饥不敢多食”，通过疏肝理脾改善脾运，而非直接消导，体现“治食先调气，气行则食化”的调治逻辑。

五诊，嗳气已除，余症大致为前，原法出入，去降逆之沉香，加行气宽中除胀之大腹皮。一是对“靶标聚焦的用药调整”。根据“症状聚焦肠间”将理气药物从“广谱行气”转向“肠腑专药”，以大腹皮增强肠间疏导，体现“病位下移则药随病走”的精准用药思维。二是“剂量调整”以把控细节，肉苁蓉剂量随虚象减轻而下调，避免“补而留滞”，同时保留基础用药以防“通而伤肾”，体现“补泻剂量应病机而变”。三是“整体与局部的协同”，既通过疏肝肺、理脾运的“整体调脏腑”解决气滞根源，又通过大腹皮、槟榔的“局部通肠滞”缓解即时症状，形成“根源与表象同治”的闭环。四是“慢性调治的连贯性”，延续肝肺脾同调的核心策略，不因症状变化而打乱整体框架，确保治疗方向的稳定性，体现“慢性病调治贵乎守方渐变”，缓图以取效，实乃“治内伤如相”之举。

12. 膀胱癌术后

涂某，男，56岁，2019年3月4日首诊。

膀胱高级别乳头状上皮癌术后，复发又行两次术后。目前尿频不著，无尿痛及余沥不尽，若饮水少则尿黄，腰不痛，夜难入眠，头不晕，耳鸣，大便软溏，日解一次。舌暗红，苔薄黄，脉细弦。今日尿常规：红细胞0~3/HP，白细胞2~5/HP，隐血++，尿蛋白(–)。

西医诊断：膀胱癌术后。

中医诊断治法：膀胱癌。今膀胱癌术后肾虚，湿热内蕴于膀胱，酿毒瘀阻，恶变为癌。虽经手术，然其“毒根”难以清彻。宜补肾益精，清利湿热，泄毒化瘀。

处方：黄芪20g，知母10g，黄柏10g，生地黄15g，熟地黄15g，山茱萸10g，山药20g,茯苓10g,土茯苓20g,牡丹皮10g,丹参10g,泽泻10g,葛根20g,藕节10g,蒲黄10g,小蓟15g,凤尾草15g,赤芍10g,白芍10g。14剂。每日1剂,水煎服,分早晚两次温服。

2019年3月20日二诊:药后已能入睡,仍欠谧,盗汗,尿黄。舌暗红,苔薄黄边有齿痕,脉细弦。

处方:黄芪20g,知母10g,黄柏10g,生地黄15g,熟地黄15g,山茱萸10g,山药20g,茯苓10g,土茯苓20g,牡丹皮10g,丹参10g,泽泻10g,葛根20g,藕节10g,蒲黄10g,小蓟15g,凤尾草15g,赤芍10g,白芍10g,白花蛇舌草20g。14剂。每日1剂,水煎服,分早晚两次温服。

[按]《诸病源候论》云:"诸淋者,由肾虚而膀胱热故也。"本案患者虽未茎中作痛,淋沥不尽,但其病机本质与淋相同,均为肾中阴精亏虚,虚热内扰膀胱。若其热迫血络,离而妄行则或见尿血,或见疼痛,或二者并作,程度轻重不一而已。又因罹癌之病,手术数次,毒根未尽,损伤阳气,气不化津,湿从中生,湿热毒相搏,留而不去,发为本病。肾与膀胱相表里,其证亦当互参,故王老在该膀胱癌术后时予二地、山茱萸、山药四药协同以补肾益精为基础,针对"肾虚精血不足";再与知柏、土茯苓、凤尾草、泽泻协同清除膀胱湿热,缓解尿黄与湿热扰络;辅丹参、蒲黄、小蓟、藕节、赤芍,针对"瘀毒络伤"以泄毒化瘀止血,五药既止血又化瘀,防血止留瘀,以改善隐血之征。并以黄芪补气托毒,助正气抗邪,二芍凉血柔肝养血,牡丹皮清热凉血化瘀,并助六味地黄丸清泻虚火,葛根升阳生津兼顾津伤。全方形成"补虚而不腻脾、清热而不寒中、泄邪而不伤正、止血而不留瘀"的平衡体系,每味药既对应泌尿症状,又服务于"强肾气、清湿热、除瘀毒、通脉络"的整体目标。

二诊,症状较前缓解,结合舌脉可知余留湿热毒邪尚未尽去,原方加清热解毒之白花蛇舌草,继续进剂,乘胜追击。

王老认为膀胱癌术后治疗需要具有连贯性:一要强化长远"清毒"的思维,故二诊时针对"毒根深藏"新增白花蛇舌草,延续并升级清毒力度,体现癌症术后"残毒需持续清除"的防复发理念,避免因症状改善而松懈抗毒治疗;二是善于"随症治之"调整新发症状,该案通过二地、知、柏滋阴降火以调治"阴虚盗汗",从根本解决"阴虚火旺",体现"治病求本"而非"见汗止汗";三是"方药稳定性与微调性的平衡",保留首诊有效药物确保治疗连贯性,仅新增一味白花蛇舌草聚焦强化清毒,既不打乱原有调治体系,又精准应对核心残留问题。

13. 淋巴瘤(恶核)

胡某,男,46岁,2019年1月22日首诊。

去年7月底发现右颈部生一包块，活检已确诊为非霍奇金淋巴瘤，已作化疗，局部肿块消退。刻下症见：双面部及手麻，精神佳，纳食减少，胃间痛，嗳气，口干，夜寐谧，夜尿3~4次，大便成形。舌淡暗红，苔薄黄，脉细弦。

西医诊断：非霍奇金淋巴瘤化疗后。

中医诊断治法：恶瘤或恶核之疾，恙多因肝木失疏，一则致使气血郁滞；一则血道不畅，痰瘀内生互结酿毒恶变为瘤，阻遏于脊核而成。虽经药物控制，然其“毒根深藏”且迁徙之象可见端倪。治以疏肝理气，豁痰化瘀，泄毒消结。

处方：柴胡10g，当归10g，白术10g，白芍10g，牡丹皮10g，赤芍10g，虎杖15g，丹参10g，山慈菇15g，浙贝母10g，煅牡蛎20g，玄参10g，茯苓10g，半枝莲20g，荔枝核15g，甘草3g，炒谷芽10g，炒麦芽10g。14剂。每日1剂，水煎服，分早晚两次温服。

2019年2月21日二诊：手麻已不著，面麻亦减轻，颈部发麻，夜寐谧，夜尿减少为1~2次。舌淡暗红，苔薄黄，脉细弦。

处方：上方加三七3g，路路通15g。14剂。每日1剂，水煎服，分早晚两次温服。

［按］非霍奇金淋巴瘤是一组起源于淋巴造血系统的恶性肿瘤，以无痛性淋巴结肿大为常见表现，可累及全身淋巴组织及结外器官，化疗为主要治疗手段，但易复发且伴随胃肠道反应、神经毒性等副作用。中医并无“淋巴瘤”的病名。王老认为本病属“恶瘤”或“恶核”范畴。本病属本虚标实，正气不足之为本，痰、瘀、毒内结而为标。发病常与脾肾功能失调有关，与肝木失疏联系密切。肝失疏泄，一则致使气血郁滞，一则血道不畅，痰瘀内生互结酿毒恶变为瘤，阻遏于脊核，恶核乃成。其中痰瘀贯穿于病程发展的始终。先天不足、情志失调以及外感六淫邪毒侵袭等为主要致病因素。邪毒盛而客于经脉或正气虚而无力驱邪；脾虚则中焦运化失常；肾阳不足则水液气化不利；肝主疏泄，肝气郁结则气滞不通。《素问·阴阳应象大论》有言“阳化气而阴成形”，脏腑气血功能紊乱，水停成痰，日久瘀结，而生积聚。痰、瘀既为病理产物，又可转化为致病因素，是疾病发展及预后转归的核心要素。治以疏肝理气，豁痰化瘀，泄毒消结。

王老认为本案由肝气不畅致气血运行受阻，痰瘀毒结于颈部则生肿块，虽化疗消退但“毒根深藏”；“双面部及手麻”属“气血郁滞、脉络不畅”；“胃间痛、嗳气”示“肝木犯胃，胃气不和”，“纳食减少、口干”属“脾胃受损，阴液微伤”；“夜尿3~4次”提示“肾气轻微不固”，毒邪可能累及下焦；“舌淡暗红、苔薄黄、脉细弦”呼应肝郁、瘀毒、阴虚有热并存。故淋巴瘤化疗后以“疏肝为要，瘀毒同治”原则。

二诊时临床症状好转，但仍有瘀象，加用三七、路路通活血化瘀、祛风通络。两诊过程中，用药体现三大特色：一是“疏肝与调血并重”，以柴胡、当归、白芍等疏肝养血，兼顾“肝主疏泄”与“肝藏血”功能，从根源改善气血郁滞；二是“化瘀与解毒协同”，丹参、虎杖化瘀通络，山慈菇、半枝莲泄毒消结，针对“痰瘀内生互结酿毒”的病理本质；三是“消结与护胃兼顾”，在攻毒消瘤同时配伍茯苓、谷芽等健脾药，契合化疗后“胃气为本”的调治需求。全方既清潜藏毒根以防迁徙，又调气血脉络以解麻木，更护脾胃功能以助康复。

（二）述评：王老运用中医药治疗肿瘤的整体观

1. 核心病机：正虚毒瘀，多脏相关 王老在肿瘤诊治中始终以“正虚为本、毒瘀为标、脏腑失调”为轴构建核心病机体系。癌症发生发展的本质是“正气亏虚与癌毒瘀结并存”，如结肠癌术后“脾虚未复 - 湿热瘀毒残留”、膀胱癌术后“肾虚为本 - 湿热毒瘀为标”，均体现“正虚为发病基础，毒瘀为病理产物”的因果关系。

其他肿瘤亦遵循此规律：肺癌多表现为“肺脾两虚 - 痰瘀阻肺”，肺失宣降与脾虚生痰形成恶性循环；乳腺癌常见“肝郁气滞 - 脾肾亏虚”，肝气郁结致气血瘀滞，脾肾不足则正气难复；甲状腺癌则多为“肝郁痰凝 - 气阴两虚”，肝失疏泄与痰瘀互结贯穿病程。

王老同时强调恶性肿瘤的发病乃因“多脏腑联动失调”，明确突破“癌病仅关乎局部”的局限认知，将局部癌肿与全身脏腑功能紧密关联，为“整体调治”奠定理论基础。

2. 治则治法：攻补兼施，动态调整 王老治疗肿瘤的核心治则是“扶正为主、祛邪为辅，随病程动态平衡”。这一治则根植于肿瘤“正虚邪实”的本质特性——正气亏虚是肿瘤发生、发展及复发的内在根源，而癌毒、瘀血、痰浊等实邪则是疾病进展的外在推手，故需以扶正筑牢抗邪之本，以祛邪控制病势蔓延。动态平衡体现在病程各阶段的重心偏移：肿瘤负荷较重或治疗期，正气受损明显，扶正需贯穿始终，通过健脾益气、补肾填精等法恢复气血生化之源；当癌毒活跃、症状急迫时，适度增加祛邪力度，但始终以“不损伤正气”为前提，避免“攻邪伤正”导致病情恶化。

在肿瘤术后及治疗期，以“扶正”为首要任务，通过健脾、补肾、益气等法恢复正气。如其论治结肠癌术后用四君子汤加味健脾益气，膀胱癌术后以六味地黄丸化裁补肾益精，肺癌则常以黄芪、白术益气健脾以固肺之本，乳腺癌用当归、白芍养血疏肝兼顾脾肾。“祛邪”针对“毒瘀湿热痰”等病理产物，选用山慈菇、虎杖、败酱草等清毒化瘀，且根据病程调整攻邪力度，术后早期毒瘀较盛时稍增剂量，如淋巴癌初治用半枝莲、白花蛇舌草增强软坚散结，远期巩固期则温和清残，甲状腺癌常用夏枯草、玄参轻清痰热，避免伤正。

此外，王老在对于恶性肿瘤患者论治过程中注重“脏腑同治”，通过恢复脏腑功能协调增强抗邪能力，体现“扶正即祛邪，祛邪以安正”的整体思维。

3. 方药运用：标本兼顾，靶向协同 王老处方遵循“标本兼顾、多靶协同”原则，构建“扶正 - 祛邪 - 调脏腑”立体方药网络。“标本兼顾”即紧扣“正虚为本、毒瘀为标”的病机，既用益气、养血、滋阴、温阳等法扶助正气以治其本，又以清热解毒、活血化瘀、软坚散结等法清除病邪以治其标，避免“纯攻则伤正、纯补则留邪”的弊端；“多靶协同”则针对肿瘤多脏腑受累的特点，通过扶正药增强免疫功能，祛邪药抑制癌毒扩散，调脏腑药恢复气血运行，形成相互支撑的治疗体系。

王老在论治恶性肿瘤时，基于“本虚标实”的基本认识，多以经典方剂为骨架，以治其本，前文有述不再赘述，再针对不同肿瘤特性精准选药：肺癌常用浙贝母、桔梗化痰宣肺，配合黄芪、山药健脾益肺；乳腺癌用柴胡、郁金疏肝理气，搭配当归、茯苓养血健脾；甲状腺癌以夏枯草、玄参软坚散结，佐太子参、麦冬益气养阴，体现“病位不同则用药有别”的靶向性。

此外，王老在选药入方过程中注重“药对协同”，如黄芪配当归益气养血、柴胡配郁金疏肝理气、肉苁蓉配熟地黄阴阳双补，增强方药整体疗效，同时根据症状动态调整，实现“方随证变，药证相应”。

4. 调治全程：动态调治，以期防复 王老强调，恶性肿瘤的调治，要讲究“全程性与阶段性”，要根据病程演变制定个性化方案。全程性体现为将肿瘤视为“终身性慢病”，从确诊到康复的全周期均需中医药介入，既关注近期症状缓解，更着眼远期复发预防；阶段性则因肿瘤在不同病程的病机特点各异——早期以“邪实为主”，中期“虚实夹杂”，晚期“正虚突出”，故需分阶段调整治则方药，避免“一法贯穿始终”的僵化。个性化方案则结合肿瘤类型、体质差异、治疗史等因素，实现“同病异治、异病同治”的精准化调治。

术后早期以“扶正祛邪并行”为主，既通过健脾、补肾等法恢复正气，又适度清毒防复发，如肺癌术后早期用益气药配合化痰清毒之品，快速改善咳嗽、乏力等症状；术后中期转为“扶正为主、祛邪为辅”，减少攻邪药剂量，增加调脏腑药物，如乳腺癌术后中期侧重疏肝健脾，助气血生化以巩固疗效；远期巩固期则“固本培元，微调防复”，侧重肝脾肾同调，保留小剂量攻毒祛邪之药以防癌毒复聚，如甲状腺癌远期以益气养阴为主，佐少量软坚药防结节再生。

此外，王老在论治恶性肿瘤全程贯穿“整体护胃”思想，无论何阶段均配伍砂仁、藿香等化湿和胃药，避免扶正碍胃、祛邪伤脾。这种“阶段化动态调治”既确保近期症状改善，又着眼远期防复发，体现“治未病”的整体预防观。

五、血液病验案

(一) 验案

1. 急性髓系白血病(血极)

【案1】刘某,男,31岁,2017年8月27日首诊。

急性髓性白血病(M5b型)化疗后,目前已获缓解,贫血未复,症见:神疲易倦,纳一般,口不渴,头不晕,腰酸,尤心慌,夜寐尚谧,二便调,舌淡红,脉细。

西医诊断:急性髓系白血病(M5b型)化疗后。

中医诊断治法:白血病。白血病并非定名,一般多以血证、虚证,亦有以"血极"名之者。恙由热毒蕴藏于骨髓,耗竭精气血而成,况乎"血之源头在乎肾",且《侣山堂类辩》说:"肾为水脏,主藏精而化血。"故拟补肾益精以生血气,佐以清热化痰泄毒,清泄残余之邪毒。

处方:白参10g,黄芪30g,生地黄、熟地黄各15g,当归10g,白芍10g,山茱萸10g,山药20g,牡丹皮10g,丹参20g,茯苓10g,泽泻10g,虎杖15g,白花蛇舌草20g,山慈菇10g,川芎10g。10剂。每日1剂,水煎服,分早晚两次温服。

2017年9月8日二诊:药证相安,咽痛,舌淡红苔黄薄,脉细弦。

中医治法:续拟原法,加强清热泄毒利咽。

处方:上方加重楼15g。14剂。每日1剂,水煎服,分早晚两次温服。

[按]急性白血病化疗后骨髓抑制是化疗药毒引起的不良并发症,根据临床表现,可以归属于"虚劳""血证"范畴。

从中医的角度认识,气血髓大伤是形成该疾病的关键,而气血髓又与脾肾密不可分。脾主运化,脾胃乃气血生化之所,饮食水谷经脾胃腐熟运化,气化为血,循行脉中以充养五脏六腑,四肢百骸。脾主统血,血循行脉中,靠脾气统摄,脾气亏虚,血失气摄,易致出血。肾藏精,主骨生髓,肾精充盛,骨髓生化有源,髓海不亏。气血的生成,离不开充足的骨髓。气血在人体中一是源于水谷精微经脾胃所化,《灵枢·营卫生会》云"中焦亦并胃中,出上焦之后,此所受气者,泌糟粕,蒸津液,化其精微,上注于肺脉,乃化而为血,以奉生身"。一是由肾精所化的骨髓直接产生,《素问·生气通天论》曰:"骨髓坚固,气血皆从。"脾肾两者生理上互为其根，肾气充足，先天生后天，脾气才得不虚。脾气充足，后天养先天，肾精得以不断受到滋养补充。脾肾两者在功能上相互协调补充，气血髓正常生化，人体元气方得保持强盛不虚。该病恙由热毒蕴藏于骨髓，耗竭精气血而成，况乎"血之源头在乎肾"。

王老吸取古今对白血病的认识，认为白血病化疗后药毒进入机体时，通过血脉循行周身，在脉内与气血相搏，毒邪直接损伤气血，同时药毒重伤脾胃，脾胃不能正常运化水谷精微，气血生化乏源而进一步加剧气血两虚。治疗时应注重补肾益精以生血气，佐以清热化痰泄毒，清泄残余之邪毒。首诊方中山药、山茱萸、熟地黄补肾益精，以化生气血；当归、白参、黄芪益气养血；生地黄、虎杖、白花蛇舌草、山慈菇清热解毒；白芍敛阴和营；牡丹皮、丹参清热凉血；茯苓健脾利水；泽泻清热利水；川芎活血行气。诸药合用，共奏补肾益精、清热化痰泄毒之功。二诊，王老辨证施治，患者药后症状较前好转，咽痛，加强清热泄毒利咽，加用重楼，加强清热解毒，凉血止痛之功效。重楼是王老治疗"恶性肿瘤类"疾病，在辨证方中常加入的中药之一，可堪留意。

【案2】李某，女，63岁，2017年12月1日首诊。

确诊急性髓性白血病（骨髓增生异常综合征转化），目前症状仅以咳嗽为主，以浓痰为主，量多，咳之不爽，呈阵咳，咽痒，胸闷痛，气短，不能平卧，纳食不多，口干且苦，夜难入眠，头晕间作，二便尚调。舌淡红，苔质黄，脉细弦滑；BP 118/72mmHg。胸部CT示双肺感染性病变。

西医诊断：急性髓性白血病（骨髓增生异常综合征转化）。

中医诊断治法：肺热病。气血亏损，痰热瘀毒化风，潜伏于肺，肺失清肃，久病郁，更兼肝木刑金。宜肝肺并治，补清兼施。

处方：西洋参8g，北沙参15g，南沙参15g，百合20g，青黛5g，山楂10g，诃子10g，牛蒡子10g，蝉蜕10g，僵蚕10g，葶苈子10g，浙贝母10g，瓜蒌10g，细辛3g，蜜麻黄5g，苦杏仁10g，甘草5g，海浮石15g。10剂。每日1剂，水煎服，分早晚两次温服。

［按］本案中患者咳嗽为主，以浓痰为主，量多，咳之不爽，符合肺热病的中医诊断。王老认为肺热病，多由于气血亏损，痰热瘀毒化风，潜伏于肺，肺失清肃，久病郁，更兼肝木刑金。肝肺并治，补清兼施。王老治疗肺热病过程中，予以西洋参、北沙参、南沙参固护阴气，防痰热瘀毒伤阴，以补气血；方中青黛咸寒，入肝、肺二经，即清肝火，又泻肺热，瓜蒌燥豁痰，为治咳之要药，且其"舒肝郁，润肝燥，平肝逆，缓肝急之功有独擅"（清·王学权《重庆堂随笔》）；海浮石软坚止嗽，清水之上源，葶苈子、浙贝母加强泻肺清肝化痰、润

肺止咳之功；蝉蜕、牛蒡子、僵蚕祛风止痉以舒肺管之挛急，以上共为臣药；炙麻黄宣肺平喘，苦杏仁降逆肺气，与炙麻黄相伍，一宣一降，宣降相因，加强宣肺平喘之功，加诃子者，以能敛肺而定痰喘也，此三者相配，升降、宣收并用，相反相成，则止咳力更佳，是为佐药；甘草缓肝急而调和诸药。诸药合用，共奏清肝宁肺之功。

2. 骨髓增生异常综合征（血极）

蒋某，女，75岁，2016年4月6日首诊。

检测确诊骨髓增生异常综合征1年半，经治病症大致同前。目前以神疲乏力，头晕，目眩，耳鸣腰痛，心忡不著，夜寐尚谧，纳食不馨，口微干，手足心不热，未见发热及出血。二便调。舌淡红，苔薄黄，脉细弦。既往有高血压病、脑梗死病史。多次骨穿示红系增生明显活跃。

西医诊断：骨髓增生异常综合征，全血细胞减少查因。

中医诊断治法：血极。血极为病或各白血病前期；风眩。肝肾亏虚为共发病之本；热毒内蕴于骨髓，一则耗伤精髓，生血造化无力；一则水不涵木，肝阳偏亢而减，虚实夹杂，虚者肝肾亏虚，精气血亏耗；实者，毒热内蕴于髓，肝阳偏亢。拟补肾益精，平肝潜阳，清泄热毒。

处方：白参10g，黄芪30g，当归10g，生地黄、熟地黄各15g，赤芍、白芍各10g，山茱萸10g，山药20g，牡丹皮10g，茯苓10g，泽泻10g，天麻10g，钩藤15g，蒺藜15g，金银花20g，水牛角10g，丹参10g，白花蛇舌草20g。14剂。每日1剂，水煎服，分早晚两次温服。

［按］王老推崇杂病治肝的原则，认为本病案为肝肾亏虚，为共发病之本。肝本具生发之性，且其藏血、主疏泄、喜条达，与气血脏腑关系密切。肝主疏泄，周身气机“升降出入”均赖肝之疏泄正常而运行，而七情失调、五志过极皆可伤及于肝，肝一受损，疏泄必难循常，升降出入因而难有，故有“气机”不畅的疾患，此即气机郁闭，“因郁致病”，治当“疏肝”以顺肝木条达之性；又或疾病初起，生活节奏打乱，心情郁闷，影响机体气机升降出入，此也屡见不鲜而“因病致郁”，故在治疗本病亦当兼以疏肝之法。本案患者总有肝肾亏虚为共发病之本；热毒内蕴于骨髓，一则耗伤精髓，生血造化无力；一则水不涵木，肝阳偏亢而减，虚实夹杂，虚者肝肾亏虚，精气血亏耗；实者，毒热内蕴于髓，肝阳偏亢。拟补肾益精，平肝潜阳，清泄热毒。

补肾益精时，王老常用六味地黄丸加减，生地黄，甘，寒，清热凉血，养阴，生津；熟地黄，味甘而可滋阴补血、益精填髓，生地黄、熟地黄共用既可清热凉血，又能滋阴补肾；取六味地黄丸“三补”之品以滋阴补肾。赤芍、牡丹皮、丹参凉血活血；白芍敛阴和营；患者素有风眩之疾病，予以天麻、钩藤、蒺藜平肝潜阳；金银花、水牛角、白花蛇舌草清热解毒，清泻髓内毒热。此外，水牛角、地黄、赤芍、牡丹皮又乃“犀角地黄汤”之配伍，水牛角一味，取其“犀牛角替代品”之用，又具引药入血而得凉血解毒之功，该方剂具有清热解毒、凉血开窍之功，是为治疗“热、毒”血证的常用之方剂，临床学者，可堪尝用。

3. 白细胞减少症（气极）

叶某，男，71岁，2018年4月17日首诊。

血小板、白细胞减少3年，然精神尚佳，很少感冒，亦无出血倾向，头偶晕，腰不痛，纳食馨，口不渴，寐梦扰，二便调。舌淡红，苔薄黄，脉缓弱。骨穿（-）。腹部B超示肝脾（-）。今日血常规 WBC 2.28×10^9/L，血小板 88×10^9/L，淋巴细胞总数 0.88×10^9/L。

西医诊断：血小板、白细胞减少症。

中医诊断治法：气极。按虚证或“气极”论治，脾气虚弱，血气生化不力。健脾益气以生血，然血之源头在乎肾，故佐以补肾益精，而欲生化气血，不养肝疏肝非尽善之举。

处方：白参10g，黄芪30g，当归10g，白术10g，白芍10g，柴胡10g，茯神15g，炒酸枣仁20g，炙甘草3g，熟地黄15g，山茱萸10g，山药20g，淫羊藿10g，女贞子10g，枸杞子15g，沙苑子15g，天冬15g，麦冬15g。14剂。每日1剂，水煎服，分早晚两次温服。

［按］《诸病源候论·虚劳病诸候上》：“气极，令人内虚，五脏不足，邪气多，正气少，不欲言。”《千金翼方》曰：“一曰气极，气极令人内虚，五脏不足，外受邪气，多寒湿痹，烦满吐逆，惊恐头痛。”气极之病多因人体五脏不足，邪气盛，正气虚，以致气虚懒言。

大多数血小板减少症患者起病缓慢，有头晕、乏力、心悸、低热、失眠、咽喉炎及黏膜溃疡等。临床上除予以对症支持治疗外，尚未有特效治疗方案，此类疾病在辨病与辨证的基础上，再加稳妥的遣方用药，皆是中医药临床治疗强项。

中性粒细胞是白细胞的主要成分，所以中性粒细胞减少常导致白细胞减少。本案中，患者虽精神尚佳，但血小板、白细胞减少已有3年，且年逾古稀，好在其血小板减少症与白细胞减少症均属于轻中度范畴，故王老认为应按虚证或“气极”论治。脾气虚弱以致气血生化不足，应健脾益气以生血。而肾为先天之本，为生血之源头，故佐以补肾益精。此外，王老认为，根据五行理论，肝于五行中序列为三，“三生万物”，是以欲生化气血，不养肝疏肝非尽善之举。

故在处方中，白参、黄芪、白术健脾益气以生血，当归补血生血，白芍敛阴和营，天冬、麦冬养阴护阴，配合茯神、酸枣仁养心安神，以助夜寐梦扰。柴胡疏肝解郁，此符合王老杂病治肝的思想；王老在补肾益精时常用熟地黄、山茱萸、山药等，此案患者应加重补益效果，故加淫羊藿、女贞子、枸杞子、沙苑子。诸药合用，以健脾生血，佐补肾益精，促生血之源。

此外，王老临证尤其强调"三生万物"之重要性："三生万物"者语出《道德经》第四十二章首句："道生一，一生二，二生三，三生万物。"其中"道生一"指的是宇宙的原始状态，即未分化的混沌状态。"一生二"表示宇宙开始分化，形成了阴阳两个对立面。"二生三"则是指阴阳相互作用，产生了新生状态，即阴阳结合后的所有物质的总称。而"三生万物"第三种状态进一步分化，衍生出宇宙间丰富多彩的万物。五脏之中，肝即具有这一特性，其"谋虑出焉"，变化多端，与其特性，尤为吻合。

4. 贫血（虚劳）

刘某，女，32 岁，2017 年 12 月 6 日首诊。

尿频自幼开始，不伴尿痛及余沥不尽，间有头晕，面微黄少华，腰不痛，神疲易倦，夜寐梦扰，纳食尚馨。口干，大便软溏，日解 1 次。舌淡红，苔薄黄，脉细缓。

西医诊断：贫血。

中医诊断治法：虚劳。虚证为主，心脾两虚，气血不足，心神失养，脾虚失健。《经》云："中气不足，溲便为之变。"勿一见尿频就从肾治。

处方：白参 10g，黄芪 30g，当归 10g，白术 10g，白芍 10g，茯神 15g，炒酸枣仁 20g，制远志 5g，阿胶 10g，益智仁 15g，陈皮 10g，柴胡 10g，升麻 5g，炙甘草 5g，桑螵蛸 15g。10 剂。每日 1 剂，水煎服，分早晚两次温服。

[按]《景岳全书》谓："人之始生，本乎精血之源……故命门得先天之气，脾胃得后天之气，是以水谷之海，本赖先天为主，而后精血之海，又必赖后天之资。"虚劳，或血极之疾，脾胃虽为后天之本，气血生化之源，然"气之源头在脾"，"血之源头在乎肾"，故欲补益血气，须补脾肾，不补益肾之精气，难称尽善之举。《古今名医方论》曰："有形之血不能速生，无形之气所当急固也。"气为血之帅，血为气之母，肝藏血，肾藏精，肝肾同源互化，肝血不足导致肾精亏虚，肾精亏虚又反过来影响肝血。肝藏血，脾统血，两者共同维持血液的正常运行。

而"中气不足，溲便为之变"出自《灵枢·口问》，云："凡此十二邪者，皆奇邪之走空窍者也，故邪之所在，皆为不足，脑为之不满，耳为之不鸣，头为之苦倾，目为之眩，中气不足，溲便为之变，肠为之苦鸣；下气不足，则乃为痿厥心悗。"可知经文在阐述疾病发生机理是"皆万不足"的前提下，提出上中下气不足的种种病证，其所谓中气不足乃相对于上气下气之不足而言，统指中部之气的亏损不足。

王老在此引用，是为了垂训学者要拓展临证视野，不可一见“大小便”之问题，就单纯责之于肾，殊不知其与中焦脾胃气血阴阳亦有密切关系，故治疗“溲便”之疾患，当虑顾护中焦脾胃。

患者疾病迁延不愈，患者往往由于疾病导致情志不畅，进而导致肝疏泄失司。肝之气机调达，肾主骨生髓化血的功能才能正常发挥，正所谓“主闭藏者肾也，司疏泄者肝也”。肝主疏泄功能正常能促进饮食物的消化吸收，脾升胃降功能正常，胆汁得以正常分泌以帮助消化，脾胃运化正常，气血得以化生。故王老治疗虚劳多加用柴胡、升麻等疏肝升提之品。

5. 再生障碍性贫血（髓劳）

旷某，女，23岁，2014年5月13日首诊。

患再障贫血1年余。现症见：牙龈出血，皮肤无紫癜，月经量多，行经头涨，头不晕，目不眩，无耳鸣，腰不痛，寐不谧，心忡，动则气短，纳食尚馨，口不渴，二便调，舌淡红，苔薄黄，脉细弦。

西医诊断：再生障碍性贫血。

中医诊断治法：髓劳。气之源头在乎脾，血之源头在乎肾。肾藏精，精生血，髓为精所化，故证属脾肾双亏，精髓气血亏损，故健脾补肾，然气血亏损既久，瘀血既成则新血难以速生，是以又宜佐以活血祛瘀之品以推陈出新。

处方：白参10g，黄芪20g，当归10g，熟地黄15g，川芎10g，白芍15g，阿胶10g，茯神15g，炒酸枣仁15g，沙苑子15g，鹿角胶10g，女贞子10g，枸杞子15g，菟丝子15g，丹参10g，三七3g，大枣5枚，柴胡10g。10剂。每日1剂，水煎服，分早晚两次温服。

2014年6月4日二诊：牙龈出血未见，月经量多，胃胀，纳食一般，舌淡红，苔薄黄，脉细弦。

中医治法：酌加行气醒脾之品。

处方：上方加砂仁6g，藿香3g。10剂。每日1剂，水煎服，分早晚两次温服。

［按］先天禀赋不足，或迭伤于饮食劳倦，致使脾肾亏损，脏腑失和，淫邪疫毒由卫表入营血而及于髓，也可直中于髓，髓受侵损，以至造血之源枯竭，发为髓劳。王老认为，心、肝、脾、肺、肾等脏腑与血液的生成都有关系。饮食入胃，游溢精气，将水谷精微运输于脾，脾气散精微于周身，心生血，血乃中焦之汁，奉心神而化赤。“肾藏精、主骨、生髓”，“血为精所化”，说明肾、骨髓、血液三者之间的关系。特别是骨髓与造血有直接关系。骨髓藏于骨，又为肾所主，

肾之功能强弱与否,可以影响骨髓生精造血。血与气、血与精的关系密切。气属阳,血属阴,血液的生成有赖于气,气可促进造血。精与血同属阴,可以相互转化,相互影响。故而,髓劳之病,注重健脾补肾。再而,本病常呈慢性病程,久病多瘀,瘀血不去新血不生,故配以活血祛瘀之药以推陈出新,乃因“瘀血既成则新血难以速生”。清代唐容川《血证论·瘀血》云:“瘀血不去,新血且无生机,况是干血不去,则新血断无生理。”若髓劳病程日久,血行不畅;或反复出血,皮肤紫斑;或长期输血者,则多属髓络瘀阻。本案患者尚未出现出血、紫斑紫癜等病症,故王老遣方用药以“四物汤”活血生血养血;若有明显的出血倾向,尚可合用犀角地黄汤。

二诊时提到“醒脾”之法,按《中医大辞典》解释:醒脾就是芳香化湿健脾药物,祛除湿邪,健运脾气,以治疗脾为湿困,运化无力的病证。李东垣《脾胃论·脾胃虚实传变论》云“元气之充足,皆由脾胃之气无所伤,而后能滋养元气”,脾气亏虚,或脾虚水液不得布散,均可酿生湿邪,阻滞气机,髓难化生,而发为髓劳。且临证治疗髓劳病,所用滋补髓精药物多为浓厚滋腻之品,亦可加重脾胃负担,影响脾胃之纳运,以致出现纳差,甚则恶心呕吐、腹泻、腹部胀满等“虚不受补”的症状。遇到类似情况,酌用砂仁、藿香等醒脾之法可增进食欲,运化药力。且砂仁、藿香之属亦为辛香气厚属阳之药,阳气为阴血精津之统帅,合首次处方益气滋阴补肾气之法,可谓有动静结合之妙。

(二)述评:王老治疗血液系统疾病整体观

血液系统疾病是临床常见的复杂病症群,既涵盖西医造血系统恶性疾病,也包括骨髓增生异常综合征、再生障碍性贫血(髓劳)、白细胞减少症(气极)、贫血(虚劳)等以血细胞异常、遗传基因缺陷、临床或发热或疲乏为主要表现的临床病症。这类疾病多具有病程缠绵、虚实交织、多脏受累的特点,涉及脾肾、肝、气血、骨髓等多个脏腑与生理系统,治疗需立足整体、辨证施治。王老深耕血液系统疾病诊疗多年,以中医整体观为指导,形成了独具特色的病机认识、治法策略与方药体系,为临床调治提供了宝贵经验。

1. 病机认识:脾肾亏虚、肝郁为患　王老对血液系统疾病的病机把握,始终以“本虚标实”为纲。核心病机聚焦“脾肾亏虚为本,热毒瘀血为标”,强调脾肾不足是发病根基。肾藏精、主骨生髓,“血之源头在乎肾”,肾精亏虚则骨髓生化无源;脾为后天之本、气血生化之源,“气之源头在脾”,脾虚则精微不化、气血乏源。同时,肝主疏泄、藏血,其功能失调常为重要诱因,肝郁则气机不畅、血行瘀滞,加重“热毒瘀血”之标,如恶核“肝木失疏,气血郁滞,痰瘀内生互结酿毒”,形成“脾肾亏虚-肝失疏泄-热毒内蕴-瘀血阻滞”的病机链条。亦重视多脏腑关联，如肺热病之肺失宣降致痰热郁阻证，突破“单一造血功能异常”的局限，尤其关注病程迁延导致的“虚者更虚、实者更实”转化规律。

2. 治法策略：标本兼顾，多脏调燮 王老治法坚持“扶正不助邪，祛邪不伤正”原则，形成多维协同策略。一是“健脾补肾贯穿全程”，针对脾肾亏虚根本，策略分明，如白血病化疗后用六味地黄丸化裁，留用熟地黄、山茱萸、山药补肾益精，如气极案以四君子汤为基础方选用白参、黄芪、白术健脾益气，乃因血由精化，气靠脾生；二是“解毒化瘀分阶段”，如白血病初期属于急性期多以虎杖、白花蛇舌草、山慈菇清解髓毒，如髓劳缓解后的慢性期则用丹参、三七活血通络，体现瘀血不去则新血不生；三是“调肝理肺助平衡”，如恶核案用柴胡疏肝，血极案用蒺藜平肝，肝失疏泄者则加柴胡、白芍，取柴胡疏肝散之义以疏肝养血，而肺热病案属肺有痰热者用青黛、海浮石清肺化痰，兼顾脏腑关联；四是“兼顾变证调重心”，如髓劳案中伴出血者加阿胶、鹿角胶养血止血，如白血病案见气虚明显者重用黄芪、西洋参益气，体现“急则治标以止血清热解毒为要，缓则治本补脾益肾疏肝为法”的灵活性。

3. 方药运用：补泻平衡，兼顾调肝 王老方药特色在于“经典方打底+靶向加减”。基础方多取六味地黄丸补肾生髓、四物汤养血活血、四君子汤健脾益气等复合组方，融“补、通、清”于一炉，如白血病用六味地黄丸合白花蛇舌草，髓劳以四物汤配阿胶、鹿角胶，恶核则以柴胡、当归等疏肝养血为佐。注重药物双向调节，补肾要分阴阳，如血极案中用熟地黄配淫羊藿阴阳双补；清热当别虚实，如肺热病案以黄柏清实热，别虚实，血极案亦用知母清虚热；活血应分轻重，如恶核案丹参养血活血，而髓劳案则以三七散瘀止血。善用特色药对增强疗效，如恶核、气极等案均以“柴胡+白芍”疏肝柔肝，虚劳案“黄芪+当归”益气生血，恶核案则以“山慈菇+半枝莲”泄毒消结，兼顾“扶正”与“祛邪”的平衡。

4. 诊疗特色：动态调治，病证结合 王老诊疗凸显“动态调治”特点。一是“微观辨证”，常将血常规异常，如白细胞、血小板减少等与“脾肾亏虚”对应，骨穿结果示“红系增生活跃”提示“造血功能待复”则多强调补肾健脾力度；二是“守方与变方统一”，首诊见效则多采取“效不更方”之策略，往往在复诊时会保留核心药，再随症增减，如白血病咽痛加重楼以清热解毒，淋巴瘤麻木加路路通以通络行滞，恶核肝郁明显时加玫瑰花疏肝；三是“重视体质与病程”，青年髓劳兼顾活血，老年气极加强补肾，化疗后需防药毒伤津患者多用西洋参、麦冬取生脉饮之意以滋阴；四是“顾护脾胃”，善伍炒麦芽、砂仁等和胃药以避免滋补碍胃、清解伤脾，同时兼顾“肝脾同调”，使疏肝不耗气、健脾不滞气，体现“脾胃为后天之本，护胃即养正气”的策略，为血液系统疾病提供“标本兼顾、精准靶向”的调治范例。

六、神经与精神疾病验案

(一)验案

1. 面神经炎(面风)

宁某,女,46岁,2014年5月21日首诊。

口鼻向右侧歪斜近1个月,经当地某医院诊断为面神经炎,治疗后改善。现仍口鼻右侧歪斜,左侧面部麻痛,口部流涎,头晕重痛,无目眩,耳微鸣,颈不适,腰痛,手足心热,寐不谧,纳食一般,大便软溏,日解一次。舌淡暗红,苔薄黄,脉弦细。

西医诊断:面神经炎。

中医诊断:面风。肝肾亏虚,髓海不足,风邪上干,脑络失利,更兼络脉空虚,风邪入袭,正气引邪祸邪不遂。拟补肝肾,益精气,祛风柔络,调畅血气。

处方:天麻10g,黄芪20g,当归10g,熟地黄15g,白芍20g,川芎10g,白芷15g,蔓荆子10g,茯神15g,女贞子10g,枸杞子15g,僵蚕10g,全蝎5g,首乌藤20g,防风10g,炙甘草5g。10剂。每日1剂,水煎服,分早晚两次温服。

2014年6月2日二诊:口眼㖞斜已不著,胃脘部稍胀痛,难以尽述,示肝胆失疏,气血逆调。舌淡红,苔薄黄,脉细弦。

中医治法:原法加减,加强疏肝利胆,调畅血气之剂。每日1剂,水煎服,分早晚两次温服。

处方:天麻10g,黄芪20g,鸡血藤15g,白芍20g,川芎15g,白芷20g,秦艽10g,茯神15g,柴胡10g,黄芩10g,竹茹10g,法半夏6g,陈皮10g,枳实10g,首乌藤20g,炙甘草5g。10剂。每日1剂,水煎服,分早晚两次温服。

[按]王老治疗面风善将内外因素一同考虑。受《内经》"邪之所凑,其气必虚"一语的影响,认为人有受风而患疾,有受风而如常,皆以正气盛衰为之关键(除特定环境,邪气大胜外)。

《诸病源候论·偏风口㖞候》云:"体虚受风,风入于颊口之筋也。足阳明之筋上夹于口,其筋偏虚,而风因乘之,使其经筋偏急不调,故令口㖞僻也。"亦在指出体虚感受风气后,邪气阻于头面阳明经,正气引邪,筋脉绌急,发为喎僻。

故临证时，王老常标本同治，内养气血，外治风邪。若头腰作痛，则另治督脉，填精益髓，利气通督；若风邪久羁化热，则加用清热泻火之品，且风应人体肝木，外风不治常可内应肝风，内外相搏，故也注重疏肝息风对本病的作用。就本虚而言，王老以四物汤养血柔肝，启肝之用，复加枸杞子、女贞子滋补肝肾，督肾相通，精水充足则旁溢奇经，填充髓海也。黄芪、茯神、炙甘草益气健脾，宁心安神，突出了王老建中益气的临证思维。其中黄芪一味，《本草新编》云："其功用甚多，而其独效者，尤在补血。"又以自问自答的方式解释道："夫黄芪乃补气之圣药，如何补血独效。盖气无形，血则有形。有形不能速生，必得无形之气以生之。黄芪用之于当归之中，自能助之以生血也"。故王老以黄芪益气之余，又与四物汤中当归相合，补益阴血也。白芷、防风、首乌藤祛风通络，解痉止痛；僵蚕、全蝎走窜甚勇，与前药相使为用，加强疗效。天麻平肝息风，与芷、防等药相配，内外兼疗。《本草汇言》载蔓荆子"主头面诸风疾之药也"，升浮轻灵之性引药物上达头面，疏风祛邪，通利九窍。

二诊，口面歪斜不著，示原法有效，新见胃脘胀痛，乃风动肝木，横逆犯土。故原法加减加强疏肝利胆，调畅血气之剂。方减僵蚕、全蝎等通络息风之品，免走窜攻邪久用伤正；另去当归、熟地黄等养血滋腻之味，缘由胃土罹病，恐碍受纳之机。加用柴芩温胆汤、鸡血藤、秦艽等疏肝利胆，理气和胃，活血通经也。

王老对于首诊即取得良好疗效之疾患，二诊时加减治法往往凭据进退。一者据"口眼㖞斜已不著"减滋补与峻烈祛风药，据"胃脘胀痛"增疏肝和胃药，体现"有是证用是药"的灵活性；其二，借温胆汤意理气和胃，契合"肝胆失疏犯胃"病机，通过调畅肝胆脾胃气机助气血调和；其三，保留益气养血、祛风通络核心，确保主症改善不反复。

2. 自主神经紊乱（汗证）

黎某，男，36岁，2017年12月21日首诊。

自汗出自幼起即有，至少20余年，稍劳作及情绪变化时即作，形寒头部畏风，头不晕，腰不痛，夜寐一般，梦扰，纳食馨，口不渴，大便易溏。舌淡红，苔薄黄，脉弦缓。

西医诊断：自主神经紊乱。

中医诊断治法：自汗。一为肺脾气虚，肌腠失调；二为肝胆失疏；三为营卫失调。治以清疏肝胆，调和营卫。

处方：白参10g，黄芪30g，白术10g，白芍10g，桂枝10g，炙甘草5g，麦冬

15g,五味子 5g,柴胡 10g,黄芩 10g,浮小麦 30g,防风 3g,煅牡蛎 20g。14 剂。每日 1 剂,水煎服,分早晚两次温服。

[按]《素问·阴阳别论》言:“阳加于阴谓之汗。”“阳”是指体内的阳气;“阴”是指体内的津液。所谓“阳加于阴谓之汗”,是指汗是来源于津液的化生,汗在体内为津液,经阳气蒸发从腠理外泄于肌表则为汗液。《素问·平人气象论》曰“脏真高与肺,以行荣卫阴阳也”,卫气宣发于肺,同时宣发肃降全身气血津液,以荣养一身之阴阳;津血皆化生于脾胃运化之水谷精微,故知脾胃为汗之生化之源;“卫气出下焦”,肾主封藏,肾气的强弱可以影响卫气固摄汗液的能力;《医宗必读·汗》中说:“心之所藏,在内者为血,发于外者为汗,汗者心之液也。”后世认为汗由精气所化,不可过泄,因此虚汗多者,为防止进一步耗伤津液,常常会选用固表敛汗之药。王老认为自汗一为肺脾气虚,肌腠失调,二为肝胆失疏,三为营卫失调所致。故治以清疏肝胆,调和营卫。

王老推崇《黄帝素问宣明论方·诸证门》中对牡蛎白术散的描述“治漏风,虚风多汗,食之汗出如洗,少者痿劣”,认为该方主治病机为“虚风多汗”,组方:牡蛎(二钱,焙赤),白术(一两一分),防风(二两半)。方中药物简少,唯防风分量独重,伍牡蛎以收涩。故王老在治疗自汗时亦用浮小麦、防风、煅牡蛎三味药,但又加入了自己的理解。浮小麦性味甘凉,入心经,为止汗专药。《本草纲目》言其可“益气除热,止自汗盗汗,骨蒸虚热,妇人劳热”,可用于体虚多汗,浮小麦专敛虚汗,不论自汗、盗汗均可应用。故王老重用浮小麦,而对于防风,认为祛风固表,小剂量足矣,再以煅牡蛎酸收固护阴液,因为牡蛎具有良好的收涩作用,治疗体虚自汗、盗汗效果甚佳。方中白参主要益气养阴;黄芪益气固表;白术健脾胃同时益气,调节腠理;白芍敛阴和营,配合桂枝调和营卫;麦冬以滋阴养阴;五味子酸收固表以敛汗;柴胡疏肝解郁,调节肝胆失疏;黄芩清机体郁热,同时防止滋腻太过而化热;炙甘草调和诸药,以达益气固表、清疏肝胆、调和营卫之效。

本案汗证二十余年,必定是多方求治不效,方求于师,王老本擅治此类顽疾,其治特质如下:①辨证精准,抓其本质。跳出“自汗仅责气虚”惯性,结合“情绪变化诱发”辨出“肝胆失疏”,据“形寒畏风”识“营卫失调”,多维病机,一网打尽;②方药配伍,补疏结合。益气固表不滞气机(白参、黄芪配柴胡疏泄),清疏肝胆不伤正气(柴胡、黄芩配益气药),调和营卫兼顾敛汗,避免“纯补助郁、纯疏伤气”;③立足慢病,标本兼顾。既用芪术补后天脾肺以固根本,又用柴桂解当下郁滞与阴阳失调。

3. 特发性震颤(颤振)

刘某,男,71岁,2019年3月4日首诊。

双上肢及头面部不时颤动15年,下肢正常,其发作多与情绪变化及接触物体时而现,夜寐尚谧,纳食、二便均可。舌淡红,苔薄黄,脉弦细。

西医诊断: 特发性震颤。

中医诊断治法: 颤振。已除帕金森病。属颤振之疾。“诸风掉眩,皆属于肝。”恙由肝肾亏虚,水不涵木,木少滋荣,肝风乃作。其治之法,一为毓阴柔肝以息风;二为滋其肾水以养肝木,乃治本之举;三为培其脾土,以崇土而实木;四为宣肃肺金,冀其制木之能。虽属一脏之疾,实宜多脏而调燮之。

处方: 羚羊角10g,钩藤15g,蒺藜15g,当归10g,白芍20g,珍珠母20g,熟地黄15g,山茱萸10g,山药20g,白术10g,茯苓15g,络石藤20g,僵蚕10g,木瓜10g,甘草5g,女贞子10g,枸杞子15g,生牡蛎20g,百合15g,紫苏叶5g。10剂。每日1剂,水煎服,分早晚两次温服。

[按]特发性震颤是一种常见的运动障碍性疾病,以双上肢及头面部不自主颤动为主要特征,该病病因尚未完全明确,可能与遗传因素、中枢神经系统功能异常(如小脑或脑干通路病变)相关,多见于中老年人,病程迁延但进展缓慢,一般不导致严重功能障碍,诊断需排除帕金森病等其他震颤性疾病。临床以缓解症状、改善生活质量为主要治疗目标。《素问·至真要大论》言:“诸风掉眩,皆属于肝。”颤振一症,多与肝相关,盖肝主疏泄、藏血、主筋,若肝肾亏虚,水不涵木,肝阳化风,或肝血不足,筋脉失养,皆可致肢体颤动、动摇不定。刘某年逾七旬,双上肢及头面部颤动15年,遇情绪变化及接触物体而发,此正合“肝肾亏虚、肝风内动”之病机,中医诊断“颤振”,治以“毓阴柔肝息风、滋肾养肝治本、培脾实木、宣肃肺金制木”,尽显“颤振虽病在肢体,实关乎肝、肾、脾、肺多脏失调”的调治思想。

患者年高体衰,肝肾渐亏,精血不足,故“水不涵木”,肝失濡养而风动,发为肢体颤动;情绪变化引动肝风,故颤动随情绪加重,此为“肝主疏泄失常,风动更甚”之征。治法立足“多脏调燮”,滋肾以养肝(肝肾同源,肾水充则肝木荣),培脾以助运(脾为气血生化之源,土旺则能实木),宣肺以制肝(肺属金,金能制木,防肝风过亢),共达息风止颤之效。

方中羚羊角、钩藤、僵蚕平肝息风止颤(直击“肢体颤动”主症);熟地黄、山茱萸、女贞子、枸杞子滋肾填精、养肝毓阴(补肝肾之虚,固“水不涵木”之本);白术、茯苓健脾益气(培土以实木,助气血生化);百合润肺养阴,紫苏叶宣肺理气(宣肃肺金以制肝木,调畅气机);珍珠母、生牡蛎平肝潜阳(助息风之力，防阳亢风动）；当归、白芍养血柔肝（肝体阴而用阳，血充则筋脉得养）；络石藤、木瓜通络柔筋（缓解筋脉拘急）。全方紧扣“肝肾亏虚为本，肝风内动为标，多脏失调为助”病机，息风不忘滋阴，治标兼顾固本。

王老论治这类疾病，多立足于：肝风本虚，用药注重多脏调燮固其根本。该案之中，其一，辨证精准，抓住本质，据“诸风掉眩，皆属于肝”与高龄特点，辨出“肝肾亏虚、水不涵木”核心，突破“颤振仅责肝风”惯性；其二，治法全面，多脏调燮，即用羚羊角、钩藤息风治标，通过滋肾、培脾、宣肺从根本调燮，体现“治病求本、多脏调燮”思想；其三，方药灵动，攻补兼施，平肝息风不苦寒伤阴，滋补肝肾不滋腻碍脾，宣肺制木不耗气伤津。

4. 眼型重症肌无力（痿证）

周某，女，47岁，2015年2月11日首诊。

右上眼睑低垂，睁落欠利，掣动之象已不著，仍易心烦，紧张胆怯少寐，舌淡红，苔薄黄，脉细弦。既往有焦虑症、面神经痉挛病史。

西医诊断：眼型重症肌无力。

中医诊断治法：痿证。仍属脾气虚陷，肺气不宣，肝胆升降失司。再拟肝胆脾肺并治。

处方：白参10g，黄芪20g，当归10g，白芍10g，白术10g，升麻5g，柴胡10g，黄芩10g，桔梗10g，枳壳10g，茯神15g，苦杏仁10g，合欢皮15g，炙甘草3g，百合20g，陈皮10g。15剂。每日1剂，水煎服，分早晚两次温服。

2015年2月25日二诊：病症大致为前，舌淡红，苔薄黄，脉细弦。

中医治法：原法出入。

处方：上方加炒酸枣仁15g，法半夏10g，去桔梗。14剂。每日1剂，水煎服，分早晚两次温服。

2015年4月3日三诊：右上眼睑下垂，伴神疲乏力，易于感冒，心烦、紧张、胆怯，夜寐不谧，舌淡红，苔薄黄，脉缓弱。

中医治法：痿证、郁证相兼，前者为脾气虚弱，气不上举，后者系肝胆失疏，气虚胆怯，然其病机关键，总与肺失宣肃密切。

处方：白参10g，黄芪20g，升麻5g，柴胡10g，当归10g，白芍10g，蒺藜15g，枳壳10g，黄芩10g，茯神15g，苦杏仁10g，竹茹10g，紫苏叶5g，百部10g，白术10g。15剂。每日1剂，水煎服，分早晚两次温服。

2015年4月30日四诊：前述症状改善，舌淡红，苔薄黄，脉细弦。

中医治法：再拟益气健脾升阳，疏肝利胆，佐以宣肃肺金。

处方：白参10g，黄芪20g，当归10g，白术10g，陈皮10g，白芍10g，升麻5g，柴胡10g，炙甘草3g，苦杏仁10g，枳壳10g，桔梗10g，黄芩10g，茯神15g，合欢皮15g。15剂。每日1剂,水煎服,分早晚两次温服。

2015年10月16日五诊:久未诊治,右上眼睑低垂,神疲,近来心烦,心忡,焦虑加重,舌淡红,苔薄黄。

中医治法:肝胆失疏,脾气不升,肺气不降,痰热内扰,神魂失宁。再拟疏肝利胆,益气升提,清热豁痰,宁心安神,宣肃肺金,多脏调燮。

处方:白参10g,黄芪20g,百合15g,桔梗10g,柴胡10g,苦杏仁10g,黄芩10g,枳壳5g,竹茹10g,茯神15g,合欢皮20g,制远志6g,柏子仁10g,炙甘草5g,蒺藜10g。5剂。每日1剂,水煎服,分早晚两次温服。

2015年11月12日六诊:病症大致为前,右上眼睑落闭较前改善,神疲好转,仍有心烦、焦虑、紧张、胆怯,舌淡红,苔薄黄,脉细弦。

中医治法:原法出入。

处方:白参10g,黄芪20g,百合20g,柴胡10g,黄芩10g,天麻10g,茯神15g,合欢皮20g,白术10g,当归10g,枳实10g,竹茹10g,炒谷芽、炒麦芽各10g,炙甘草3g,炒酸枣仁15g,桔梗10g。15剂。每日1剂,水煎服,分早晚两次温服。

2016年1月14日七诊:病症大致为前,舌淡红,苔薄黄,脉细弦。

中医治法:再拟肝胆脾肺并治。

处方:上方加升麻5g,15剂。每日1剂,水煎服,分早晚两次温服。

[按]重症肌无力是一种神经-肌肉接头传递功能障碍性自身免疫病,主要特征为骨骼肌无力和易疲劳,症状具有波动性,如活动后加重,休息或应用胆碱酯酶抑制剂后减轻。临床可累及全身各部位骨骼肌,按受累范围分为多种类型:眼肌型(仅眼外肌受累,表现为上睑下垂、复视等)、全身型(累及四肢肌、咽喉肌等,出现肢体无力、吞咽困难、构音障碍等),严重时呼吸肌受累可引发“肌无力危象”,危及生命。

中医认为本病属于“痿证”范畴,痿证治疗,颇为不易。王老在该案中其治法立足“肝胆脾肺并治”全局策略,突破“治痿独取阳明”的前贤惯性。“脾肺同治”以益气升陷;“肝胆同治”调升降之司;四脏协同恢复“清阳升、浊阴降”的气机常态,辅以养心安神解“少寐”,形成“益气升陷举眼睑-宣肺疏肝畅气机-调和肝胆复升降-养心安神助睡眠”的多脏协同调治体系。

重症肌无力中较常见的就是眼肌型重症肌无力,部分可自愈,大多数可进展为全身型,危及生命。本病属中医“痿证”或“睑废”范畴,临床多见脾虚型。脾为“后天之本”,主运化,脏腑精气上注于目;主统血,血随气行,血运目络;主升清,目得温煦,目窍通利;主肌肉,眼睑肌肉得养,则眼睑开合自如。脾虚则运化失常,清气下陷,中气不足,筋脉失养,以致眼肌无力,上睑下垂,眼睑开合异常。治疗应以健脾益气为主。脾胃气虚久之则致肝肾不足，故健脾益气同时需注意补肝益肾，方用补中益气汤加减。方中黄芪补气固表，入肺、脾经，补脾肺之气，为君药；白术、炙甘草健脾益气，白参大补元气，为臣药；当归养血活血，陈皮理气和胃，为佐药；柴胡疏肝理气，升麻升阳举陷，为佐药；白芍益气养营；黄芩清热养阴；桔梗、苦杏仁宣肃肺金；枳壳、陈皮理气健脾；茯神、合欢皮、百合养心安神；炙甘草调和诸药为使药。诸药合用，补中益气，升阳举陷。

二诊时，增删有据，补偏救弊固疗效。新增炒酸枣仁养心安神以治少寐，法半夏燥湿化痰；去桔梗而留参芪术及升麻益气升陷，柴芩、枳壳调和肝胆，并予茯神、合欢皮、百合养心安神，当归、白芍养血柔肝等核心药物。

三诊时，王老据“眼睑下垂”守益气升举，凭“易感冒”增宣肺固表，依“郁证”强疏肝利胆；体现“肺为关键”然“肝胆失疏”仍居其要的思路，通过宣肺助卫表、疏肝调气机而治之。

四诊时，王老据“症状改善”而守核心方，凭“脉细弦”续调肝脾，借“肺宣未全”加桔梗复宣肃；通过强化健脾、续调肝胆、复肺宣肃，体现“步步为营、固效防复”思想。

五诊时虽是久未诊治，但相对稳定，而医者须知，重症肌无力一类疾病，临床常呈进行性发展趋势，难于控制而易于复发加重，王老在该案中据“焦虑加重”强化疏肝安神，凭“眼睑低垂”坚守益气升提，依“苔薄黄”加清热豁痰；通过“多脏调燮”实现“急解焦虑不影响固本，缓固脾气不助痰热”，以期实现标本兼治。

六诊时脾主升清，脾气虚陷则清阳不升，眼睑失养致低垂，故“痿证”多责脾虚。而王老反复强调“肝主疏泄”失调，情志不畅加重气机阻滞，影响脾升。“肺主宣肃”失常，气机不畅助郁滞，卫表不固添虚损。“心主神明”受扰，则心烦少寐。辨证立足多脏关联，以益气升阳补脾为本，疏肝宣肺调气机，养心安神助恢复，体现“整体调治、标本兼顾”思想。

七诊时采取守原法核心，强升阳举陷，采取肝胆脾肺并治的策略，体现王老在复杂性疾病论治过程中“多脏调燮”的思想。

5. 吉兰 - 巴雷后遗症（急风）

蒋某，男，60 岁，2018 年 1 月 9 日首诊。

诉患吉兰 - 巴雷综合征 1 年余，经治症状改善，仍感四肢发麻疼痛，两肩膀尤著，抬举不利，颈痛，尾部作胀，夜寐纳食均可，大便干结 2~3 日 1 解，常须服用通便药。舌偏暗红，苔薄黄，脉细弦。

西医诊断：吉兰 - 巴雷后遗症。

中医诊断治法：急风后遗症。恙由邪毒侵袭经络，致使痰瘀互结，经络失利而成，目前邪毒已清，痰瘀未清，经络未畅。故补肝肾，强筋骨，化痰热，通经络，标本同治。

处方：黄芪 30g，淫羊藿 10g，当归 10g，熟地黄 15g，山茱萸 10g，山药 20g，川芎 10g，丹参 10g，白芍 15g，威灵仙 10g，鸡血藤 15g，葛根 20g，片姜黄 10g，秦艽 10g，肉苁蓉 15g，白芥子 5g，法半夏 10g，胆南星 5g，豨莶草 10g。10 剂。每日 1 剂，水煎服，分早晚两次温服。

［按］吉兰 - 巴雷综合征是一种急性炎症性脱髓鞘性多发性神经病，主要损害脊神经根及周围神经，可累及脑神经。多由感染后自身免疫反应引发，抗体攻击周围神经髓鞘，导致信号传导障碍。临床以急性或亚急性起病的对称性肢体无力、麻木、腱反射减弱为特征，严重时累及呼吸肌致呼吸衰竭。该病具有一定的自限性，经免疫治疗（血浆置换、免疫球蛋白）多可恢复，部分遗留功能障碍。本案所患吉兰 - 巴雷综合征，从中医视角观之，起病急骤，与“急风”因外邪引发，扰乱机体正常生理状态有相通之处。该患者患病 1 年余，经治疗后，症状改善却遗留四肢发麻疼痛、肩膀抬举不利、颈痛、尾部作胀及大便干结等症，此为邪气虽去大半，然痰瘀已留滞经络，肝肾因病程迁延而受损，气血运行不畅，经络失于濡养之故。

治法“补肝肾，强筋骨，化痰热，通经络，标本同治”切中病机。方中黄芪大补元气，气行则血行，助气血畅行经络；淫羊藿温补肾阳，以壮筋骨；当归、熟地黄、山茱萸、山药滋阴养血，补肝肾之虚，肝肾同源，精血互生，为筋骨强健提供物质基础。川芎、丹参活血化瘀，白芍养血柔筋，与当归协同，使瘀血祛新血生，改善肢体麻木疼痛。威灵仙、鸡血藤、葛根、片姜黄、秦艽、豨莶草等祛风除湿、通络止痛，针对肢体关节不利，助经络畅通。肉苁蓉既补肾阳又润肠通便，缓解大便干结；白芥子、法半夏、胆南星化痰散结，清除经络中残留痰邪，因痰瘀常相互胶着，化痰可助行瘀。全方紧扣急风后遗症“痰瘀阻络、肝肾亏虚”之病机，标本兼顾，为后续治疗奠定良好开端，有望逐步改善患者肢体功能，恢复机体活力。

王老对于这一疾病的辨证论治，体现在三个层次：其一，辨证精准抓核心，据“痰瘀未清、经络未畅”辨标实，凭“筋骨失养”识本虚，确立“标本同治”总纲；其二，治法全面顾正邪，既用熟地黄、山茱萸补肝肾固根本，又以丹参、威灵仙等祛瘀化痰通经络，避免“纯补留邪”或“纯攻伤正”；其三，方药靶向击症状，肩颈痛用片姜黄，肢体麻痛用鸡血藤，便秘用肉苁蓉，体现“辨证选药、对症施治”。

6. 强迫症(郁证)

谭某,男,26岁,2020年4月16日首诊。

易紧张疑虑,若外出,则总觉未关房门,吃饭,则多疑饭菜不卫生,神疲,头不晕,夜寐不谧,纳食尚馨,口干,二便调。舌淡红,苔薄黄,脉弦细。

西医诊断:强迫症。

中医诊断治法:郁证。肝气虚则胆怯易惊,故证属肝气虚,胆失迫降,痰热内生,魂神决断不坚。治以疏肝补肝,清热豁痰,以壮胆安神。

处方:白参10g,柴胡10g,黄芩10g,当归10g,白芍10g,枳实10g,竹茹10g,胆南星5g,蜜远志5g,石菖蒲5g,丹参5g,麦冬15g,五味子5g,炙甘草5g,茯神15g。10剂。每日1剂,水煎服,分早晚两次温服。

[按]强迫症是一种以强迫观念和强迫行为为主要临床表现的神经精神疾病,属于焦虑障碍谱系。本病隶属于中医"郁证"范畴。《素问·灵兰秘典论》有云"肝者,将军之官,谋虑出焉;胆者,中正之官,决断出焉",此案正合此理。肝气不足则疏泄无力,胆气不壮则决断失司,故多疑多虑;气郁日久生痰化热,扰动神魂则夜寐不谧,耗伤津液则口干。

王老认为本病多因肝气虚、胆失决断,治法上以"疏肝补肝、清热豁痰、壮胆安神"为法,虚实同治为宜,既用柴胡疏肝调气,归、参、芍补养肝气以复肝之疏泄功能;又以胆南星、竹茹清热豁痰,石菖蒲、远志开窍利胆,助胆之决断力,使"肝气得充则疏泄畅,胆气壮则决断坚"。此外,当归、柴胡、枳实、白芍乃仿四逆散疏肝之法,合竹茹、胆南星取温胆汤意化痰,白参补气、丹参活血,共奏"补不滞邪、清不伤正"之效。尤其重用茯神、酌用五味子安神,兼顾"痰热扰神"之标,体现"调肝胆、化痰热、安神志"的协同策略。10剂缓缓图之,冀肝气充、胆气壮、痰热清,决断自坚而疑虑自消。

7. 情感障碍(郁证)

刘某,女,25岁,2018年4月20日首诊。

胸闷,登高楼则气短,头晕,神疲,性格内向,心烦抑郁,寐谧,纳食不多,口干,夜尿3次,大便日解1次,偏干。舌淡红,苔薄黄,脉细弦。

西医诊断:情感障碍。

中医诊断治法:郁证。肝胆失疏,气阴两虚,痰热内扰,神魂失于宁谧。治以疏肝利胆,行气解郁,豁痰化瘀,安定神魂。

处方:西洋参5g,麦冬15g,五味子5g,当归10g,白芍10g,柴胡10g,黄芩10g,枳实10g,竹茹10g,制远志6g,茯神15g,合欢皮20g,丹参10g,炒谷芽、炒麦芽各10g,炙甘草5g,石菖蒲6g,炒酸枣仁20g。10剂。每日1剂,水煎服，分早晚两次温服。

［按］青年女性正值“气血充盛，情志易动”之期，若情志不舒，易致肝胆失疏，气阴耗伤。本案症见胸闷气短、心烦抑郁、头晕神疲等，恰合“肝胆失疏为标，气阴两虚为本，痰热内扰为滞”之病机，治以“疏肝利胆、行气解郁、豁痰化瘀、安定神魂”，立法精准，方药合拍。

紧扣“肝胆失疏，气阴两虚”核心。方中柴胡、黄芩、枳实仿小柴胡汤意疏肝利胆，解“心烦抑郁、胸闷”之郁；西洋参、麦冬、五味子乃生脉饮之义以益气养阴，补“气短、神疲口干”之气阴不足；归、芍养血柔肝合“肝体阴用阳”之理，丹参活血化瘀针对“脉细弦”之滞；竹茹、石菖蒲、制远志清热豁痰开窍解苔薄黄之痰热；谷芽、麦芽健脾助运以防“纳食不多”而伤脾胃；酸枣仁、茯神、合欢皮安神定志以固“寐谧”之余，更防神魂受扰而现失眠之苦，乃未病先防之举。

全方配伍谨守“疏肝不耗气，养阴不碍滞，豁痰不伤正”原则，针对青年女性“情志敏感易郁，气阴易耗”特点，融疏肝、补阴、化痰、安神于一炉，体现“郁证调治需标本兼顾，气血同调，心肝脾并理”的诊疗智慧。

8. 抑郁焦虑症（郁证）

【案 1】伍某，女，16 岁，2018 年 3 月 8 日首诊。

神疲倦怠欲眠，情绪低落，兴趣不广泛，纳食一般，口不渴，大便有时软溏。舌淡红，苔薄黄，脉细弦。抑郁自评表检测：中 - 重度抑郁；轻度焦虑。

西医诊断：抑郁焦虑症。

中医诊断治法：郁证。肝胆失疏，气血逆调，痰热内扰，心神受扰。治以疏肝利胆，调畅血气，清热豁痰，醒神慧脑。

处方：柴胡 10g，黄芩 10g，枳实 10g，竹茹 10g，当归 10g，白芍 10g，白术 10g，茯神 15g，石菖蒲 5g，百合 20g，太子参 10g，丹参 15g，法半夏 10g，薏苡仁 20g，炙甘草 5g。10 剂。每日 1 剂，水煎服，分早晚两次温服。

2018 年 4 月 10 日二诊：前述症状有所改善。

处方：牡丹皮 10g，柴胡 10g，黄芩 10g，川芎 10g，炒苍术 10g，神曲 10g，香附 10g，枳实 10g，当归 10g，白芍 10g，合欢皮 20g，制远志 6g，玫瑰花 10g，法半夏 10g，薏苡仁 20g，炒酸枣仁 20g。14 剂。每日 1 剂，水煎服，分早晚两次温服。

［按］青少年抑郁焦虑症发病高，这与身心发育特点密切相关。青春期肝气未充，疏泄功能尚不稳定，易受情绪波动影响致肝胆失疏；学业压力、社交变化等外界因素易引发气机郁结。此阶段气血未盛，脾胃功能易受情绪影响，如肝郁乘脾致纳差便溏，痰湿易内生扰动心神。加之青少年心理调节能

力较弱，情志不畅易转化为抑郁焦虑，形成"肝郁-痰扰-神乱"循环，故成为抑郁焦虑症高发群体，即为肝胆失疏情绪低，气血逆调神疲倦，痰热扰神焦虑生。青少年为"肝气未充，脾胃尚弱"之体，《素问·上古天真论》言女子"二七而天癸至，任脉通，太冲脉盛"，此时肝气易郁，脾胃易滞。本案伍某16岁患抑郁焦虑症，恰合"青少年郁证多属肝胆失疏、气血逆调"之理，两诊调治紧扣"疏肝利胆以畅情志，调脾助运以固后天，安神豁痰以宁心神"原则，步步为营显疗效。

首诊以"肝胆失疏，气血逆调，痰热内扰"为纲，仿《伤寒论》小柴胡汤意调畅少阳气机用柴胡、黄芩、枳实疏肝利胆，合"肝体阴而用阳"之旨用归芍养血柔肝，太子参、白术、薏苡仁健脾助运以防肝郁乘脾，再以竹茹、法半夏、石菖蒲清热豁痰醒神针对苔薄黄之痰热，百合、茯神安神定志以解"神疲倦怠欲眠"之苦恼。全方疏肝不伤阴，健脾不碍滞，契合青少年"易郁易虚"特点。

二诊症状改善，据"郁热未净，湿滞仍存"微调。增牡丹皮清郁热，乃依《本草纲目》谓其"治血中伏火"之旨，以香附、玫瑰花增强疏肝解郁助"情绪低落"而得缓，苍术、神曲健脾燥湿消食以针对"大便软溏"固脾胃，减太子参防滋腻，加合欢皮、酸枣仁强化安神。诸药合用，既守"疏肝利胆、调畅血气"核心，又增"健脾祛湿、柔肝安神"之力，体现"青少年郁证调治需疏肝与健脾并重，清热与养血兼顾"的诊疗智慧。

【案2】刘某，女，48岁，2017年9月29日首诊。

夜寐易醒，神疲易倦，形寒畏风，头晕痛发麻，纳食一般，嗳气，胃不痛，易于汗出，心烦，易紧张，二便调。舌淡暗红，苔薄黄，脉细弦。

西医诊断：抑郁焦虑症。

中医诊断治法：郁证。气阴两虚，肝胆失疏，痰热内扰，神魂失宁。治以益气养阴，疏肝利胆，清热豁痰，安神宁魂。

处方：西洋参8g，天冬、麦冬各15g，五味子5g，柴胡10g，黄芩10g，枳实10g，竹茹10g，制远志6g，丹参10g，茯神10g，合欢皮20g，炒酸枣仁20g，黄精15g，淫羊藿10g，炙甘草5g。20剂。每日1剂，水煎服，分早晚两次温服。

2017年10月17日二诊：夜寐改善，余大致为前。舌淡红，苔薄黄，脉细弦。

中医治法：加强益气养阴，宁心安神。

处方：西洋参10g，黄芪20g，天冬、麦冬各15g，五味子5g，柴胡10g，黄芩10g，枳实10g，竹茹10g，茯神15g，炒酸枣仁10g，制远志6g，天麻10g，百合

30g，淫羊藿 10g，炙甘草 3g，柏子仁 10g。20 剂。每日 1 剂，水煎服，分早晚两次温服。

2017 年 11 月 20 日三诊：夜寐改善，能入睡 5~6 小时，心烦神疲，头晕痛及麻亦随之减缓。舌淡红，苔薄黄，脉细弦。

中医治法：原法有效。上方加浮小麦以养心安神敛汗。

处方：上方加浮小麦 30g。20 剂。

［按］《素问·上古天真论》言“七七任脉虚，太冲脉衰少，天癸竭”，本案 48 岁女性正处“七七”更年期，气阴渐亏，肝郁易生，三诊调治紧扣“虚、郁、痰、神”核心，尽显“守变有度”之妙。

首诊时，乃更年期女性因天癸将竭，肾阴不足，不能上济心阳，致使心肾不交则夜寐易醒；元气渐耗，使得卫气不固则易于汗出，神疲易倦，其本在于“阴精渐亏、阳气易浮”，然其形寒畏风与心烦并见，属“更年期阴阳失和，阴虚生内热则心烦，阳虚失温则形寒”的矛盾表现；肝郁痰热证则现“更年期情绪敏感，肝气易郁，郁久化热生痰，痰热扰神则紧张焦虑，气机逆乱则嗳气”；舌淡暗红苔薄黄、脉细弦，印证更年期血瘀初显、气阴不足、肝郁未平的复合状态。以“气阴两虚、肝胆失疏”为纲，遵“虚则补之，郁则疏之”。用西洋参、二冬、五味子、黄精益气养阴，契合“阴平阳秘，精神乃治”；柴胡、黄芩、枳实疏肝利胆，仿《伤寒论》小柴胡汤意调畅气机；竹茹、远志、酸枣仁清热豁痰安神，丹参活血通络，淫羊藿阴中求阳，共解“夜寐易醒、心烦紧张”，为治本之图。

二诊“夜寐改善”示病机得控，依“效不更方，强者益强”原则。王老强调更年期调治重“衡”，滋阴扶阳疏肝三法并举，其一，益气养阴固本针对更年期阴血耗伤、元气不足；补益气阴以改善神疲汗出、头晕发麻，为更年期体能衰退“补燃料”；其二，疏肝利胆解肝郁以适配更年期情绪波动，疏泄郁滞肝气以缓解心烦紧张，为情绪失调“疏通道”；其三，清热豁痰安神魂以清肝郁、化热痰而安定神魂以促寐，整体形成“补其虚 - 疏其滞 - 清其热 - 安其神”的更年期专属调治逻辑；遂增西洋参至 10g，加黄芪 20g 强化益气，合“气为血之帅”；入天麻平肝止晕，百合养阴清心，柏子仁润肠安神，针对“头晕痛麻”残症，兼顾更年期肠道失润，方药更趋精准。

三诊“夜寐续佳，诸症减缓”，遵“缓则固之，漏则补之”。加浮小麦 30g，取《金匮要略》“小麦甘凉，养心敛汗”之意，与五味子协同止汗。守原方核心药味，固气阴、疏肝郁、安神魂，20 剂长疗程契合“更年期虚损难复，需恒调久养”之理。三诊层层递进，既守“益气养阴疏肝”大法，又随症微调。

【案3】王某，女，76岁，2019年2月2日首诊。

盗汗、自汗间作多年，加重20余日，夜寐不谧，神疲，心烦，抑郁并见，头偶痛，纳食馨，口干苦，二便调。舌偏红，苔薄黄，脉细弦。BP 146/100mmHg。平素血压正常。既往有慢性支气管炎病史。

西医诊断：抑郁焦虑症。

中医诊断治法：郁证。气阴两虚，肝胆失疏，痰热内扰，肌腠失固，营津易泄，神魂失宁。

处方：西洋参10g，黄芪20g，天冬15g，麦冬15g，五味子5g，柴胡10g，百合20g，生地黄15g，熟地黄15g，茯神15g，浮小麦30g，煅牡蛎20g，当归10g，黄芩10g，川黄连5g，炒酸枣仁20g，柏子仁10g，炙甘草5g。14剂。每日1剂，水煎服，分早晚两次温服。

2019年2月26日二诊：神疲、夜寐改善，汗出减少，咳嗽4月许，痰少，咽不痒，胸不闷。舌淡红苔薄黄，脉细弦。

中医治法：清热化痰，肃肺止咳。

处方：西洋参10g，天冬15g，麦冬15g，忍冬藤20g，炙麻黄5g，诃子10g，苦杏仁10g，青黛5g，紫菀10g，百部10g，桑白皮10g，黄芩10g，茯神15g，葶苈子10g，浮小麦20g，炙甘草3g，浙贝母10g，柏子仁10g。

［按］《丹溪心法·六郁》谓“气血冲和，万病不生，一有怫郁，诸病生焉”，强调郁证以气机郁滞为核心，可兼痰、热、虚等变证。王某年逾七旬，郁证兼具“气阴两虚为本，肝胆失疏为标，痰热内扰为变”，恰合老年郁证“虚中夹实，多脏受累”之特点。

首诊时，该案为年逾七旬的女性患者，其气阴渐耗，气虚则肌腠不固而自汗，阴虚则虚热内生而盗汗、口干苦，神气失养则神疲乏力；肝胆失疏、痰热内扰是标。情志抑郁致肝气郁结，郁久化热生痰，痰热扰神则心烦、夜寐不宁，脉细弦为“气阴不足兼肝郁”之象，气阴两虚为本，肝郁痰热为标，紧扣郁证核心病机，用药循“先固其本，再解其标”之序。患者“气阴两虚，肌腠失固”见盗汗自汗、神疲，

故先以西洋参、黄芪益气，天冬、麦冬、生熟地黄滋阴，五味子敛气生津，筑牢“益气养阴”之本，此为治郁先补耗伤之虚；继以柴胡疏肝解郁，黄芩清肝胆热，解“肝胆失疏”之标，使郁滞之气得畅；再用百合、茯神、炒酸枣仁、柏子仁安神定志，浮小麦、煅牡蛎敛汗固表，针对“神魂失宁、营津易泄”之象，全方补而不壅，疏而不伤，契合“郁证需养正而不助郁，解郁而不伤正”之旨。

二诊郁证主症改善，出现咳嗽，缘其久郁生热，痰热旁及肺系。用药依“先续其效，再治其变”之序调整：保留天冬、麦冬、西洋参续补阴益气，茯神、

柏子仁续安神，守郁证调治之本；减黄芪防益气助热，增忍冬藤、青黛、黄芩清解痰热，炙麻黄、苦杏仁宣肺降气，紫菀、百部、浙贝母润肺化痰，诃子敛肺止咳；浮小麦减其量续敛汗，兼顾旧症。

王老治疗老年郁证有几个特点：其一，善于从细节着手，该案从“汗出、夜寐”改善判断郁证好转，从“咳嗽”识别肺病新症，避免顾此失彼；其二，方药调整紧扣病机，既保留首诊有效核心药，又针对性新增肺病用药，实现“郁肺同调”；其三，老年特质贯穿始终，减温燥、防滋腻，契合老年“多虚多瘀、易受外邪”特点。

【案4】赵某，女，54岁，2012年12月23日首诊。

口渴口苦1年余，然饮水不多，常须湿润即可，胃有灼热，嗳气，有时流涎，饥而食纳不多，头间晕，夜寐需要服用镇静剂，仍有梦扰，心烦，焦虑有所改善，大便偏干结。舌微红，有细裂纹，苔薄黄，脉细弦。既往有慢性胃炎，支气管炎病史。

西医诊断：抑郁焦虑症。

中医诊断治法：郁证。肝胆失疏，痰热内扰，气阴两虚，神魂失于安谧。仲景谓：“厥阴之为病，消渴，气上撞心，心中疼热，饥而不欲食……”可以师其法而治之。

处方：参须10g，黄芩10g，柴胡10g，天冬15g，麦冬15g，百合15g，知母10g，生地黄15g，石斛15g，竹茹10g，茯神15g，枳实10g，玫瑰花10g，合欢皮20g，黄连5g，天花粉20g。10剂。每日1剂，水煎服，分早晚两次温服。

2014年1月8日二诊：口渴、烧心、泛酸均获减轻，仍有口苦、口涩、嗳气，纳食改善，梦扰，头不晕，躁烦，焦虑已不著，仍有抑郁。舌淡红，苔薄黄，脉弦细。

中医治法：仍属气阴两虚，肝胆失疏，痰热内扰，神魂失于静谧。原法有效，加减治之。

处方：参须10g，黄芩10g，柴胡10g，天冬15g，麦冬15g，百合15g，知母10g，生地黄15g，石斛15g，竹茹10g，茯神15g，枳实10g，玫瑰花10g，合欢皮20g，黄连5g，天花粉20g，炒酸枣仁20g。10剂。每日1剂，水煎服，分早晚两次温服。

2014年1月20日三诊：泛酸、烧心减缓，余大致同前。咯吐白黏痰，心烦，焦虑。舌微红，苔薄黄，脉细弦。

中医治法：原法出入。

处方：百合20g，北沙参15g，天冬15g，麦冬15g，寒水石15g，柴胡10g，黄芩 10g，枳实 10g，竹茹 10g，茯神 15g，浙贝母 10g，瓜蒌 20g，合欢皮 20g，炒酸枣仁 15g，玫瑰花 10g，郁金 10g，丹参 10g，炙甘草 3g。5 剂。每日 1 剂，水煎服，分早晚两次温服。

2014 年 2 月 10 日四诊：心烦、焦虑已基本控制，仍感胃痛胃胀，嗳气，灼热，口干口苦，夜寐梦扰，神疲改善，咯吐黏痰，大便偏干，日解一次，有时欠爽。舌淡红，苔薄黄，脉细弦。

中医治法：肝胆失疏，痰热内扰，胃气不和，心神失于静谧。再拟疏肝利胆，清热豁痰，和胃安神。

处方：百合 15g，紫苏叶 5g，柴胡 10g，黄芪 10g，法半夏 10g，陈皮 10g，枳实 10g，竹茹 10g，川楝子 10g，延胡索 10g，茯神 15g，合欢皮 20g，瓜蒌 20g，苦杏仁 10g，蒲公英 10g，炙甘草 3g。10 剂。每日 1 剂，水煎服，分早晚两次温服。

2014 年 3 月 3 日五诊：焦虑，心烦已不著。仍有胃脘微微胀痛，嗳气，灼热，口干口苦，咳嗽，咳吐白黏痰，头晕痛，夜寐不谧，大便已调。舌微红，苔薄黄，脉弦缓。

中医治法：郁证，胃痛，感冒。内外伤病变兼夹，难以权衡其轻重。一并兼治。

处方：柴胡 10g，黄芩 10g，浙贝母 10g，苦杏仁 10g，瓜蒌皮 10g，紫苏叶 5g，白芷 15g，桑叶 10g，炙枇杷叶 10g，枳实 10g，竹茹 10g，合欢皮 15g，蒲公英 10g，炒稻芽 10g，炒麦芽 10g，延胡索 10g。10 剂。每日 1 剂，水煎服，分早晚两次温服。

2014 年 3 月 14 日六诊：咳嗽已微，痰黏减少，咽痛，鼻流涕，喷嚏，胃痛不著，口干，大便调。舌淡红，苔薄黄，脉濡。

中医治法：表邪未楚，痰热未清。原法出入。

处方：柴胡 10g，黄芩 10g，浙贝母 10g，苦杏仁 10g，瓜蒌皮 10g，白芷 15g，桑叶 10g，炙枇杷叶 10g，枳实 10g，竹茹 10g，合欢皮 15g，蒲公英 10g，炒稻芽 10g，炒麦芽 10g，青果 10g，马勃 10g，北沙参 15g。10 剂。每日 1 剂，水煎服，分早晚两次温服。

2015 年 1 月 20 日七诊：近来胃脘不适作胀，嗳气，不泛酸，口酸，口干口苦，纳食一般，头晕不著，颈胀，手麻，心烦，焦虑，抑郁兼具，夜寐不谧，尿频，夜尿 3 次，大便软，日解一次。舌淡红，苔薄黄，脉弦细。

中医治法：胃痛，肝胆失疏，胃气不和，痰热内扰，心神失宁。拟疏肝利胆，清热豁痰，和胃安神。

处方：北沙参 10g，太子参 10g，百合 20g，柴胡 10g，黄芩 10g，枳实 10g，竹茹 10g，白术 10g，茯神 15g，白芍 10g，玫瑰花 10g，红花 15g，炙甘草 5g，葛根

20g,炒稻芽 10g,炒麦芽 10g,紫苏叶 5g。10 剂。每日 1 剂,水煎服,分早晚两次温服。

2015 年 2 月 9 日八诊:胃脘不适,若有堵胀感,嗳气,恶心,无灼热,纳食不思,口干口苦,心烦不著,焦虑,夜寐不谧,头晕,尿频,有便意而至圊不解。舌淡红,苔薄黄,脉细弦。

中医治法:郁证,胃痛,肝胆失疏,痰热内扰,心神失宁;肝木犯胃,胃气不和,气阴不足。拟疏肝胆,清痰热,和胃安神。前法续进,黄芩减至 6g,紫苏叶加至 10g。10 剂。每日 1 剂,水煎服,分早晚两次温服。

2015 年 4 月 17 日九诊:前症改善,现以咽中痰堵,咳之不爽,夜寐不谧,口干口苦,夜尿 3~4 次为主。舌偏红,苔薄黄,脉细弦。

中医治法:加强豁痰,固脬缩泉。

处方:百合 20g,北沙参 15g,太子参 10g,柴胡 10g,黄芩 10g,枳实 10g,竹茹 10g,海浮石 10g,胆南星 10g,浙贝母 10g,益智仁 15g,制远志 6g,合欢皮 20g,茯神 15g,炒酸枣仁 20g,甘草 5g,桑螵蛸 15g。10 剂。每日 1 剂,水煎服,分早晚两次温服。

2015 年 8 月 20 日十诊:咳嗽已微,痰少色白。现仍以疲乏、肢软、气短、乏力为苦。纳食尚馨,心烦,焦虑已不著。大便偏干,日解一次。舌淡红,苔薄黄,脉细弦。

中医治法:虚证为主,气阴两虚,肝胆失疏,痰热犹未尽彻。故拟益气阴,疏肝胆,清痰热,虚实并治。

处方:参须 10g,玉竹 10g,柴胡 10g,黄芩 10g,麦冬 15g,五味子 5g,枳实 10g,竹茹 10g,茯苓 10g,苦杏仁 10g,炙甘草 3g,浙贝母 10g,瓜蒌皮 10g,天麻 10g。7 剂。每日 1 剂,水煎服,分早晚两次温服。

2015 年 10 月 26 日十一诊:近来郁证未发,口唇干,焦虑紧张,夜寐不谧,头不晕,纳食不馨,大便尚调。舌淡红,苔薄黄,脉细弦。

中医治法:肝胆失疏,气阴不足,痰热内扰,神魂失宁。续拟益气阴,养心神,疏肝胆,清痰热,安定神魂。

处方:百合 30g,生地黄 15g,知母 10g,柴胡 10g,黄芩 10g,参须 10g,麦冬 15g,五味子 5g,枳实 10g,竹茹 10g,茯神 15g,合欢皮 20g,炙甘草 5g,丹参 10g,炒酸枣仁 20g。7 剂。每日 1 剂,水煎服,分早晚两次温服。

[按]《丹溪心法》云:“气血冲和,万病不生,一有怫郁,诸病生焉。”赵某郁证历时三载,经十一诊调治,始终围绕“肝胆失疏、痰热内扰、气阴两虚”核心病机,践行“郁者疏之、热者清之、虚者补之”的治则,展现“慢性郁证需守变有度,杂病兼夹应整体调治”的诊疗思路。口渴口苦属常见症,单纯就诊者不多见,而此患者因其为“郁证”主症而就诊,具有一定的代表

性意义。

首诊王老对此认为该案之患者“口渴口苦，饮水不多”非实热消渴，乃厥阴肝胆郁热灼伤阴津，津不上承所致；“胃有灼热、嗳气”为肝郁犯胃，胃气上逆，气上撞心之变；“饥而食纳不多”系郁热扰胃，胃阴不足，受纳失常，此与厥阴病“饥而不欲食”契合；“头间晕、夜寐梦扰、心烦”实为痰热内扰、神魂失宁；“大便偏干结，舌微红有细裂纹”印证气阴两虚；“苔薄黄，脉细弦”示“郁热兼阴虚肝郁”。既往有胃病、肺病病史，更添“脾胃虚弱、肺阴易伤”之基，使病机呈“郁热为标，气阴不足为本，多脏受累”的复杂性。用药师仲景厥阴病之法，以柴胡、黄芩疏肝利胆，参须、二冬益气养阴，黄连、竹茹清热化痰，契合“口苦胃热、饥不欲食”的厥阴郁热之象。

二诊时前法取效，遂仍以“仲景厥阴病调治思路”，针对“肝胆失疏、痰热内扰、气阴两虚”病机，以“疏肝利胆清郁热”解厥阴郁滞以除口苦灼热，“益气养阴滋胃津”补耗伤之气阴而治口渴便结，“化痰安神定神魂”宁受扰之神魂来改善夜寐梦扰、心烦，形成“清郁热 - 滋阴津 - 调气机 - 安神魂”的协同调治，既师法经典又结合现代病症，使郁热得清，阴津得复，神魂得安。

三诊时患者泛酸、烧心减缓，示前法清胃热、调气机初见成效；但咳吐白黏痰、心烦焦虑未除，提示痰热内扰仍存，郁热未全清。治法“原法出入”，核心在“清热豁痰”与“安神解郁”并重。处方去参地等滋腻药，增北沙参养阴润燥，寒水石清胃热止烧心，浙贝母、瓜蒌化痰散结以除白黏痰，郁金、丹参活血解郁而助心烦焦虑缓解。既延续柴芩疏肝利胆之本，又增化痰之力，契合“痰热未净则郁扰难平”之病机。

四诊时心烦焦虑基本控制，然胃痛胃胀、嗳气灼热仍显，伴咳吐黏痰、夜寐梦扰，病机转为“肝胆失疏未平，胃气不和突出，痰热扰神未止”。治法聚焦“疏肝利胆、清热豁痰、和胃安神”，方药针对性调整：用川楝子、延胡索理气止痛以解胃脘胀痛，二陈汤加瓜蒌化痰和胃除黏痰，并减滋阴药防碍胃，加黄芪益气助运兼顾神疲。全方疏肝与和胃并行，化痰与安神同施，直击“胃气不和”，再进豁痰安神之剂调治。

五诊时，焦虑心烦已不著，但胃脘微胀、嗳气灼热未愈，新增咳嗽咳痰、头晕痛，属“郁证、胃痛、感冒内外兼夹”。治法“一并兼治”，紧扣“肝胃不和、痰热犯肺、表邪初起”病机。处方保留柴芩疏肝，枳竹和胃；加桑叶、白芷疏风止痛而治头晕痛，并以枇杷叶、浙贝母润肺化痰止咳，蒲公英清胃热，炒稻麦芽助运化。既不丢“郁证、胃痛”本治，又添“感冒”表证调治，体现整体观，诚为内外兼夹杂病生，疏肝和胃解表并之法。

六诊时咳嗽减轻、痰黏减少，但咽痛、流涕喷嚏仍在，示表邪未清、痰热扰咽。治以“原法出入”，仍以“清表热、利咽喉、续化痰”，新增青果、马勃利咽止痛，强化桑叶、白芷疏风解表以解流涕喷嚏之苦恼。但其减北沙参防滋腻碍表，紧扣“表邪未楚则先解表，痰热未清需续清”的原则，解表兼清里，可堪效法。

七诊时，虽久未诊治，但又诸症蜂起，尤以胃脘不适、口酸口干、颈胀手麻、尿频夜尿为核心，伴心烦焦虑，病机涉及“肝胆失疏、胃气不和、痰热扰神、肾气不固”。治以“疏肝利胆、清热豁痰、和胃安神”，方药兼顾多脏：二参益气养阴，柴芩疏肝清郁热；白芍柔肝，玫瑰花、红花活血通络；葛根升清，炒稻麦芽和胃。多症交织虚实见，疏肝和胃固肾，多法协同并进。体现“老年杂病调治需多脏兼顾”。

八诊时，胃脘堵胀、恶心纳差明显，伴口干口苦、夜寐不谧，属“肝木犯胃、胃气上逆、气阴不足”。治法突出“和胃降逆、益气养阴”，方药针对性调整：重用紫苏叶理气和胃降逆以解恶心堵胀，余大致同前；并减苦寒之品防伤胃，再增和胃之剂强主症，体现“以和为贵，顾护胃气”。

九诊时又现咽中痰堵，咳之不爽与夜尿 3~4 次为突出症状，病机转为“痰热阻咽未净，肾气不固明显”。治法随之以“加强豁痰，固脬缩泉”，方药精准加码，增海浮石、胆南星豁痰散结以化咽中黏痰，合缩泉丸补肾固脬以减少夜尿，远志安神化痰。保留疏肝养阴之本，针对“痰阻”与“尿多”双向发力，以求豁痰固脬双管齐下。

十诊时患者咳嗽痰少，以疲乏肢软、气短乏力为主，伴大便偏干，属“气阴两虚为本，痰热未尽为标”。治以“益气阴，疏肝胆，清痰热”，方药重心转向补虚。参须、玉竹、麦冬、五味子益气养阴以补疲乏气短；保留柴芩疏肝清余热，蒌贝清残余痰热。减重镇化痰药，增益气滋阴药，从“攻补兼施”转向“以补为主，兼清余邪”。

十一诊时郁证未发，但口唇干、焦虑失眠明显，仍有“气阴不足未复，痰热扰神未宁”之象。治以“益气阴，养心神，疏肝胆”，主用生地黄、知母滋阴清热治口唇干，参须、麦冬、五味子益气养阴补本虚；酸枣仁、茯神、合欢皮安神以改善夜寐，丹参活血解郁。兼顾虚与郁，体现“缓则治本，兼顾标症”，虽是郁证未发，然其阴不足，故以滋阴安神固根本为法。

全案用药“动态调整，标本兼顾”：多以花叶之品以疏肝不耗阴，黄芩、蒲公英清热不伤胃，沙参、麦冬养阴不碍痰，浙贝母、竹茹化痰不助燥。从首诊“清泻为主”到后期“清补并重”，治法随病机演变而转。

【案 5】黄某，男，47 岁，2015 年 11 月 26 日首诊。

夜尿 6~7 次，小腹胀痛，头晕神疲，心烦焦虑，经治改善，纳食一般，胃不胀，夜寐不谧，大便 2 日一解，成形。舌淡红，苔薄黄，脉细弦。既往有抑郁焦虑症、慢性前列腺病病史。

西医诊断: 抑郁焦虑症。

中医诊断治法: 郁证。肝胆失疏，肾虚固脬无力。治以疏肝利胆、补肾缩泉。

处方: 柴胡 10g，黄芩 10g，枳实 10g，竹茹 10g，制远志 6g，茯神 10g，炒酸枣仁 20g，女贞子 10g，枸杞子 15g，沙苑子 10g，益智仁 15g，覆盆子 10g，山药 20g，西洋参 5g。14 剂。每日 1 剂，水煎服，分早晚两次温服。

2016 年 2 月 4 日二诊：小腹胀痛减缓，服药时尿频减少，停药后夜尿 7~8 次，多时 10 余次，无余沥不尽，大便成形，1~2 日一解。舌淡红，苔薄黄，脉弦细。

中医治法: 续拟原法出入。

处方: 西洋参 5g，黄芪 30g，白术 10g，熟地黄 15g，山茱萸 10g，山药 20g，茯神 10g，益智仁 15g，乌药 5g，桑螵蛸 15g，女贞子 10g，枸杞子 15g，沙苑子 15g，覆盆子 10g，柴胡 10g。14 剂。每日 1 剂，水煎服，分早晚两次温服。

2016 年 3 月 30 日三诊：小腹胀痛减轻，夜尿为 5~6 次。舌淡红，苔薄黄，脉弱。

中医治法: 原法有效，加车前子一味寓塞于通。

处方: 上方加车前子 10g，菟丝子 15g。30 剂。每日 1 剂，水煎服，分早晚两次温服。

2016 年 7 月 28 日四诊：久未诊治，目前夜尿 5~6 次，不畅，余沥不尽，腰痛，头晕、颈胀，心烦焦虑改善，夜寐谧，纳食馨，大便软。舌淡红，苔薄黄，脉细弦缓。BP 100/68mmHg。

中医治法: 仍余郁证，精癃、胃痛。治以疏肝利胆，清热豁痰，安神和胃，缩泉固脬，疏通督脉。

处方: 柴胡 10g，黄芩 10g，百合 20g，天麻 10g，枳实 10g，竹茹 10g，西洋参 5g，天冬、麦冬各 15g，制远志 6g，合欢皮 20g，炒酸枣仁 15g，山药 20g，乌药 5g，益智仁 10g，白术 10g。14 剂。每日 1 剂，水煎服，分早晚两次温服。

2017 年 11 月 23 日五诊：诉服前方有效，久未诊治，目前仍以尿频尿急、解而不爽且余沥不尽，夜尿达 10 余次，乃至 20 余次，夜寐不谧，心烦焦虑虽获改善，然心境愁郁总难释除。舌淡红，苔薄黄，脉弦细。

B 超示前列腺增大并多发钙化灶，左肾囊肿。前列腺液：卵磷脂小体(+++)，WBC 4~9/HP，RBC 0~3/HP。

中医治法: 肝胆并治，痰热兼清，补肾清利同施，务在冀共固脬缩泉则幸甚。

处方：百合 20g，柴胡 10g，黄芩 10g，茯神 15g，制远志 6g，生地黄、熟地黄各 15g，山药 20g，山茱萸 10g，沙苑子 15g，覆盆子 15g，益智仁 15g，乌药 5g，桑螵蛸 15g，女贞子 10g，枸杞子 15g，合欢皮 20g，西洋参 5g。14 剂。每日 1 剂，水煎服，分早晚两次温服。

[按]国人步入中老年，因肾气亏虚，于小便一端，女性以漏尿不禁、男性以小便淋漓不尽为患，兼与情绪交互影响。《素问·灵兰秘典论》言膀胱为州都之官，津液藏焉，气化则能出矣，而气化赖肝之疏泄、肾之固摄。黄某 47 岁郁证合并慢性前列腺病，五年五诊调治始终围绕肝胆失疏则气机逆乱，肾虚不固则脬失约束核心病机，践行疏肝与补肾并举，固脬与清利同施原则，尽显杂病合治需标本兼顾、通补结合的诊疗思想。

首诊以夜尿频繁、小腹胀痛、心烦焦虑为主症，治法疏肝利胆、补肾缩泉。用药中柴胡、黄芩疏肝解郁以调气机，缓解心烦焦虑；枳实、竹茹理气化痰，助肝疏泄；制远志、茯神、炒酸枣仁安神定志，改善夜寐不谧；女贞子、枸杞子、沙苑子补肾益精，填补肾气；益智仁、覆盆子、山药固脬缩尿，直击夜尿频数；西洋参益气补虚，兼顾头晕神疲。

二诊小腹胀痛减缓但停药后夜尿反弹，治法续拟原法出入，强化脾肾同补。在首诊基础上，黄芪、白术益气健脾，助脾运化以充肾气，增强固脬之力；熟地黄、山茱萸补肾填精，夯实固脬之本；保留柴胡疏肝、益智仁缩尿，减竹茹防苦寒伤肾，提升疗效稳定性。

三诊夜尿减少，为防久用固涩生湿，治法加通利之品。原方增车前子利水通淋，疏导湿滞以防固涩太过；菟丝子补肾助阳，增强肾之固脬功能，与益智仁、覆盆子等固涩药形成通补结合，补而不滞。

四诊久未诊治后夜尿不畅、余沥不尽伴腰痛颈胀，治法兼顾疏肝、固脬、通督。用药中柴胡、黄芩续疏肝郁；天麻、百合疏通督脉，缓解头晕颈胀；天冬、麦冬滋阴润燥，防久郁伤阴；西洋参益气补虚，山药、乌药、益智仁补肾缩尿，改善尿频余沥；白术健脾助运，合欢皮、炒酸枣仁安神，兼顾夜寐与情绪。

五诊夜尿骤增伴前列腺增大钙化，治法强化补肾清郁。生熟地黄、山茱萸、桑螵蛸补肾填精、固脬缩尿，直击肾虚不固之本；柴胡、黄芩疏肝清郁热，缓解心境愁郁；百合、合欢皮解郁安神，助情绪改善；女贞子、枸杞子滋肾益精，与益智仁、乌药协同增强固脬之力，全方补不恋邪，清不伤正，契合肾虚为本、痰热为标的病机。

9. 神经性耳鸣（耳鸣）

【案 1】李某，女，39 岁，2015 年 10 月 29 日首诊。

欠聪1周许,若有蝉鸣之声。头晕,间发眩晕,颈不胀,腰不痛,夜难入眠,浮想联翩,纳食不多,口不渴,夜尿两次,大便调。舌淡红,苔薄黄,脉细弦。颈椎病史。耳鼻喉科检查未见明显异常。MR:正常。既往有颈椎病、神经症病史。

西医诊断:神经性耳鸣。

中医诊断治法:耳鸣。肝肾亏损,髓海不足,脑中血气逆调,风自内生,上扰清窍,更兼督脉失利,阻碍肾精,难以上输入脑而成。拟补肝肾,益精气,祛风邪,疏通督脉,交通心肾。

处方:天麻10g,法半夏10g,白术10g,茯神15g,葛根20g,熟地黄15g,山茱萸10g,山药20g,牡丹皮10g,泽泻10g,蝉蜕10g,蒺藜15g,莲子心5g,女贞子10g,枸杞子15g,磁石15g,石菖蒲6g,制远志6g,黄芪20g。15剂。每日1剂,水煎服,分早晚两次温服。

[按]耳鸣一证,临证颇难根除,此乃因其与先天肾密切相关。《证治准绳·杂病》中患耳鸣者分虚实两种,虚者或因宗脉空虚,或因上气不足,或因液脱,实者或因阳气上跃,或因厥阴风动,或因少阳偏盛,故见耳鸣应首辨虚实。患者耳鸣如蝉,头晕眩晕,夜寐不谧,浮想联翩此为肝肾阴虚,虚火独亢于上,上扰于心则夜寐不谧,髓海空虚,血气逆乱,风自内生,则夹痰上扰耳窍,耳鸣如蝉。

王老另辟蹊径,认为"肾开窍于耳,脑为髓之海"且肝肾同源,肾藏精生髓,肝藏血开窍于耳,肝肾亏损则肾精不足、肝血亏虚,髓海(脑)失养故"头晕、间发眩晕";肾精不能上濡耳窍,耳失所养则"耳鸣如蝉鸣";肾气虚固摄失司则"夜尿两次"。"风自内生,上扰清窍"是重要诱因,肝阴不足易生虚风,或气机逆乱化风,风邪上扰清空,加重耳鸣、头晕,脉细弦(细主虚、弦主肝风)印证此点。

迭因"督脉失利,肾精难输"是通路障碍。督脉为"阳脉之海",总督诸阳,与脑、肾密切相关,颈椎病可能影响督脉通畅,致肾精难以通过督脉上输脑髓,加重"髓海不足",形成"肾精亏-督脉阻-髓海更虚"的恶性循环。"心肾不交"是兼证关键。肾水不能上济心火,心火偏亢则"夜难入眠、浮想联翩",舌淡红、苔薄黄示虚火微存。整体呈现"本虚(肝肾亏)-标实(风扰、窍阻)-兼乱(心肾不交)"的复合格局,体现神经性耳鸣"多脏联动、虚实夹杂"的典型病机,以之论治,临证之时多获良效。故以六味地黄汤合二至丸打底,补肝肾阴精亏虚之本,半夏、白术、天麻祛风痰,治耳鸣之标,蝉蜕、蒺藜皆属风药,能平肝之风,解肝之郁结,复肝疏泄之性,磁石潜上浮之虚火,莲子心苦寒,能治心热,配石菖蒲、远志安神助眠,黄芪补气以生精血。

【案2】米某,女,62岁,2014年5月12日首诊。

耳鸣5年余,左耳尤著,伴听力欠聪,头晕不著,颈部酸,有时腰痛,夜寐梦扰,纳食馨,二便失调,舌淡红,苔薄黄,脉弦细。BP 160/90mmHg,有高血压病史。

西医诊断:神经性耳鸣。

中医诊断治法:耳鸣。耳鸣,风眩,肝肾亏虚,髓海不足,肝阳偏亢,脑中气血逆调,风自内生,上扰清窍,拟益肾平肝,祛风以靖浊气。

处方:天麻10g,钩藤15g,蒺藜15g,生地黄、熟地黄各15g,山茱萸10g,山药15g,丹参10g,茯神15g,泽泻10g,僵蚕10g,蝉蜕10g,石菖蒲6g,磁石20g,制远志6g,沙苑子10g,珍珠母20g。10剂。每日1剂,水煎服,分早晚两次温服。

2014年5月23日二诊:耳鸣稍减轻,夜寐改善,腰痛不著,舌淡红,苔薄黄,脉细弦。BP 138/80mmHg。

中医治法:肝阳获潜下滑之势,风邪稍现平静之机,原法进步。

处方:天麻10g,钩藤15g,蒺藜15g,熟地黄15g,山茱萸10g,山药20g,牡丹皮10g,茯神15g,泽泻10g,女贞子10g,蝉蜕10g,枸杞子15g,磁石20g,石决明20g,石菖蒲6g,制远志6g。10剂。每日1剂,水煎服,分早晚两次温服。

2014年6月7日三诊:夜寐、口干苦改善,双耳鸣,左侧为著,亦稍有减轻。

中医治法:久病耳鸣何以释之?一般多认为其病机有二:一为肾精气亏虚,不能充耳,一为中气虚陷,清阳不升,耳失煦养,然释其"鸣"总充髓,其经不足,其脑髓滥觞于肾,肾精气既亏,则髓海不足,"脑为气街",虚则脑中气血逆调,"气不顺则生风",风吹隙谷则其声自成。

处方:天麻10g,钩藤15g,蒺藜15g,黄芪20g,当归10g,熟地黄15g,川芎10g,白芍10g,山茱萸10g,山药20g,牡丹皮10g,茯神15g,僵蚕10g,女贞子10g,蝉蜕10g,防风8g,枸杞子15g,沙苑子15g,石菖蒲6g,知母20g。14剂。每日1剂,水煎服,分早晚两次温服。

[按]王老临床诊治过非常多的耳鸣患者,认为其病机有二,一为肾精气亏虚,不能充耳,一为中气虚陷,清阳不升,耳失煦养,然释其"鸣"。肾藏精而能充髓,其精不足,则脑髓滥于肾,肾之精气亏虚,则髓海不足,"脑为气街",虚则脑中气血逆调,"气不顺则生风",风吹隙谷则其声自成。

本案患者,素本血压偏高,此为风眩,乃肝肾阴亏,阴不潜阳,肝阳亢于上所致。肾精亏虚,脑髓不充,气血逆调,风自内生,风夹上逆之肝阳于耳窍则生耳鸣。肾司二阴、主二便,二便不调应责之于肾,再加之腰时酸痛,此为肾虚之证。肾开窍于耳,肾精不足,则耳窍失养,故见听力下降。故以天麻、钩藤、蒺藜起手，制上亢肝阳之标，六味地黄汤补肝肾亏虚之本，僵蚕、蝉蜕疏脑中内风，沙苑子补肾益精，《药性赋》云："菖蒲开心气，散冷，更治耳聋。"能开通心窍，还能益智聪耳，配合远志能宁心安神，《纲目》云："慈石治肾家诸病，而通耳明目。"磁石入足少阴肾，能补肾填精，聪耳明目，其质重，配合珍珠母共奏安神潜阳之功。

二诊，耳鸣减轻，血压较前下降，夜寐改善，故以原方加女贞子、枸杞加强补肝肾之功。

"益肾填精"是王老论治耳鸣的核心处方原则。针对"肝肾亏虚、髓海不足"，通过生熟地、山茱萸等补肾填精、养肝益血，恢复耳窍与髓海的濡养之源，从根本改善耳鸣、听力欠聪与腰痛，体现"肾充则耳聪，肝足则筋舒"。"平肝潜阳"是治鸣另一关键，针对"肝阳偏亢、风自内生"，以天麻、钩藤、珍珠母等平肝潜阳、息风降压，既缓解高血压，又阻止风邪上扰清窍加重耳鸣，实现"降压与治鸣同治"。"祛风靖浊，安神通窍"是兼证调治，用蒺藜、僵蚕、蝉蜕祛风清窍以止鸣，石菖蒲、远志、磁石安神通窍以改善"夜寐梦扰"，兼顾"风扰窍阻"与"心神不宁"。三者主次分明，益肾为纲，平肝为目，祛风安神为佐，共同支撑"补不助亢，潜不伤正，祛风不耗阴"的平衡。二诊时，仍以进"原法进步"，"原法"确保治疗连贯性，避免因症状改善而盲目换药，"进步"则通过新增滋阴潜阳药物强化薄弱环节，体现"慢性病调治贵乎守方渐变"。

三诊夜寐、口干改善说明肝阳已平，以耳鸣为著，遂在原有熟地黄、山茱萸、天麻等补肾平肝药的基础上，新增黄芪补气升清，助清阳上达耳窍；四物汤补血以改善"脑为气街，虚则脑中气血逆调"之征；并加防风增强祛风之力，知母清泄虚热以防益气养血太过生热。全方既延续前两诊"充髓平肝"的核心，又通过益气活血强化"调畅气血、升清息风"之功，使"补髓"与"调气"相辅相成。

"脑为气街"的说法源自《灵枢·卫气》，原文为"故气在头者，止之于脑。气在胸者，止之膺与背腧。气在腹者，止之背腧，与冲脉于脐左右之动脉者"。

10. 精神性口渴（渴证）

彭某，女，80岁，2015年5月5日首诊。

口渴伴有体重减轻半年余，平素易急躁，纳一般，尿不多，头晕，目眩，耳听欠聪，腰痛，胸闷，心忡气短，夜寐有时不谧，大便调，双手有时发麻。舌绛红少苔，脉细弦。血糖及糖化血红蛋白正常。

西医诊断：精神性口渴。

中医诊断治法：渴证。气阴两虚，肝胆失疏，燥热内蕴。拟益气阴，疏肝胆,清热润燥。

处方:百合30g,生地黄15g,知母10g,西洋参5g,天冬15g,麦冬15g,石斛15g,山药20g,葛根15g,天花粉20g,柴胡10g,黄芩10g,黄连5g,桑叶10g,甘草3g,乌梅15g。10剂。每日1剂,水煎服,分早晚两次温服。

2015年5月19日二诊:前方药后口渴明显减缓,头晕改善。仍有目眩发干流泪,耳鸣腰痛。舌微绛,苔薄少,较前润泽,脉细弦。

中医治法:肝胆失疏,郁热内蕴,阴津亏耗。故仲景将"消渴"列为厥阴病之第一主证,前方立法之由,缘由于此,然肾主藏精,主五液,故阴津亏乏莫不涉及于肾。故宜增加补肾益精,因由乙癸同源。

处方:百合30g,生地黄15g,知母10g,西洋参5g,天冬15g,麦冬15g,石斛15g,山药20g,山茱萸15g,枸杞子15g,葛根15g,天花粉20g,柴胡10g,黄芩10g,黄连5g,桑叶10g,甘草3g,乌梅15g。10剂。每日1剂,水煎服,分早晚两次温服。

2015年10月29日三诊:久未诊治,口渴又现。舌绛红,少苔,脉细。

中医治法:再拟原法甘寒、辛寒并用。

处方:百合30g,生地黄15g,知母10g,西洋参5g,天冬15g,麦冬15g,石斛15g,山药20g,葛根15g,天花粉20g,柴胡10g,黄芩10g,黄连5g,桑叶10g,甘草3g,乌梅15g,寒水石15g。10剂。每日1剂,水煎服,分早晚两次温服。

[按]本案患者80岁高龄,年臻耄耋,元气渐衰,阴液逐耗,气虚不能生津布液,阴虚不能濡脏润腑,故"口渴""体重减轻";舌绛红少苔、脉细为气阴两虚的典型舌脉。肝胆失疏是致病之因,"平素易急躁"为肝失疏泄、情志不舒,肝胆郁滞日久化热,与阴虚之热相合,加重"燥热内蕴",形成"郁-热-燥-渴"的恶性循环。多脏失养是兼症之由,阴虚清窍失养则"头晕、目眩、耳听欠聪";气阴不足、心失所养则"胸闷、心悸气短";热扰心神则"夜寐不谧";气血亏虚、脉络失濡则"双手发麻",脉弦印证"肝胆失疏"的病机特质:一则扰乱清窍,消烁气阴,心神失养,经行不畅;二则阳热波及肾水,下元渐消,腑窍失养。治当益气养阴,疏利肝胆,清热润燥为主。方中百合、生地黄、知母乃"百合地黄汤"与"百合知母汤"合方,主以滋阴清热润燥。配以天冬、麦冬、石斛、天花粉养阴生津,助前药补水治火。山药、西洋参益气而不助热,且能滋养阴液。葛根生津止渴,升达清阳,与柴胡、黄芩相合,清热达木,转和枢机之中又使气阴从肝脾"左升",腾云布雨于上。黄连善泻胃火,使燥金之热从阳明"右降",秉肃杀之气,阳热归阴。乌梅、甘草,酸甘化阴,收敛生津,补阴之余加以固涩,避免气阴消散太过。《本草经疏》谓"桑叶,甘所以益血,寒所以凉血,甘寒相合,故下气而益阴",于方中加之,滋补肝肾,清热疏

风，下气益阴也。

二诊诸症悉减，王老临证强调乙癸同源：即肝肾同源，指肝与肾在生理上相互滋养、病理上相互影响。肝属乙木，肾属癸水，肝藏血，肾藏精，精血互生；肝主疏泄，肾主闭藏，功能协调。立足乙癸同源，强化补肾益精。治法在“疏肝胆、清郁热”基础上，新增“补肾益精”核心，因“肾主五液、藏精”，阴津亏乏根本在肾。结合“乙癸同源”理论，养肝需补肾，通过滋补肾精以充肝阴，使肝能濡目，肾能充耳，兼顾“肝肾同调”，既续清残余郁热，又重补肝肾阴精，解决“目眩、耳鸣、腰痛”等虚损症状。示方证合拍，原方加山茱萸、枸杞子合方中生地黄、山药补肾填精，培固水之根本。

三诊久未诊治，诉药后相安，缓解数月，今口渴又现，病机同前。拟首诊方加寒水石，甘寒复合辛寒，且本药味咸质重，直入肾水，为治渴证热盛之妙品。

本案核心为阴虚燥热，故甘寒与辛寒合用切中病机：生地黄、麦冬等味甘补阴、性寒清热，能滋养阴津、补充损耗，如春雨润田，复阴液生津之能，治阴虚之本。而寒水石味辛发散、性寒泻火，可直清燥热、阻断耗津，似凉风驱暑，抑燥热伤阴之势，解口渴之标。二者协同，甘寒防辛寒清热伤阴，辛寒助甘寒滋阴润燥，既补阴亏又泻热盛，避免单一清热伤正或纯补助热，实现“滋阴不恋邪、清热不伤阴”。

（二）述评：王老治疗神经系统疾病整体观

神经系统疾病是临床常见的复杂病症群，既涵盖西医特发性震颤、重症肌无力、吉兰 - 巴雷综合征等器质性疾病，也包括强迫症、抑郁焦虑症等功能性精神障碍，中医多归为“颤振”“痿证”“急风”“郁证”等范畴。这类疾病多具有病程迁延、虚实交织、多脏关联的特点，涉及肝、肾、脾、肺、心等多个脏腑及气血、津液、经络系统，治疗需立足整体、辨证施治。王老深耕神经系统疾病诊疗多年，以中医整体观为指导，形成了独具特色的病机认识、治法策略与方药体系，为临床调治提供了宝贵经验。

1. 病机认识：本虚标实，肝肾为基，多脏失调 王老对神经系统疾病的病机把握，始终以“本虚标实”为纲。核心病机聚焦“肝肾亏虚为本，风火痰瘀为标”，强调肝肾不足是发病根基；其肝主疏泄、藏血、主筋，肾主藏精、生髓，肝肾亏虚则精血不足，筋脉失养，脑髓不充，易致虚风内动，如颤振乃“肝肾亏虚，水不涵木，肝风乃作”，肢体痿弱，如痿证之“脾气虚陷，肝肾不足，筋脉失养”；且外感邪毒、内生痰热、气机郁滞均为致病之标，如急风后遗症现“邪毒虽清，痰瘀阻络”，郁证之“肝胆失疏，痰热内扰，神魂失宁”。

同时重视多脏腑关联，突破“单一脏腑病变”的局限，尤其关注病程迁延导致的“虚者更虚、实者更实”转化规律，对于指导神经系统疾病（脑病）论治、预后具有积极意义。

2. 治法策略：标本兼顾，多法协同，多脏调燮 王老治法坚持“扶正不助邪，祛邪不伤正”原则，形成多维协同论治策略。

一是“滋补肝肾贯穿全程”：针对“肝肾亏虚”是为根本，而多用熟地黄、山茱萸、枸杞子等补肝肾、填精血，如颤振用熟地黄、女贞子滋肾养肝，痿证加山茱萸、沙苑子益肾强筋，因“肝肾同源，精充血足则筋脉得养、脑髓得充”。

二是“祛邪分证型阶段”：急性期（如急风初愈）以白芥子、丹参、豨莶草化痰通络、清热解毒为主；慢性期（如特发性震颤）用羚羊角、钩藤、黄芪平肝息风、益气养阴为主；郁证则据“痰热”“气郁”侧重，急性期以竹茹、胆南星清化痰热，缓解期则以柴胡、玫瑰疏肝解郁。

三是“多脏调燮强协同”：兼顾脾肺心功能，如痿证重用芪术健脾益气升阳助气血生化，郁证酌取紫苏叶、柴胡宣肺疏肝调达调畅气机，颤振以白术、茯苓培土实木防肝木乘脾，形成“肝肾为核心，脾肺心协同”的调治体系。

四是“兼顾变证调重心”：如痿证伴神疲乏力加黄芪、西洋参益气，郁证见失眠多梦加茯神、酸枣仁安神，急风后遗症肢体麻木者加鸡血藤、络石藤通络，体现“急则酌取息风、化痰、通络诸法而治标，缓则补肝肾、益气血、宁心神以治本”的灵活性。

3. 方药运用：经典融合，双向调节，靶向精准 王老论治神经系统疾病基础方多取四逆散疏肝、六味地黄丸补肾、补中益气汤健脾、温胆汤化痰复合组方，融“疏、清、通、补”于一炉，如颤振用六味地黄丸合羚角钩藤汤，郁证以四逆散合温胆汤，痿证取补中益气汤配六味地黄丸。其用药技巧大致梳理如下：

注重药物双向调节：补肾分阴阳，熟地黄配淫羊藿阴阳双补治疗如急风后遗症，女贞子配菟丝子滋肾助阳，治颤振；清热别虚实，黄芩清实热多用于郁证痰热，知母则可清虚热；理气分强弱，柴胡疏肝解郁之力强，玫瑰花疏肝和血而性缓，适用于不同程度之“肝郁”。

善用特色药对增强疗效：如郁证、痿证多以用柴芩疏肝热，痿证、急风重取归芪养气血，颤振则羚角钩藤以平肝息风，郁证以竹茹南星化热痰，急风后遗症多选虫类药（僵蚕）与藤类药（络石藤）配伍强化通络，以期愈顽疾。

4. 诊疗特色：动态调治，病证结合，古今融合 王老诊疗过程中，遣方用药，灵活多变，正是其识准病机基础上“擅作权变、动态调治”特点。一是“辨证参病位病期”，头面颤动侧重平肝，肢体痿弱侧重健脾，情绪异常侧重疏肝；急性期重祛邪，慢性期重补虚。二是“守方与变方统一”，首诊见效后保留核心药，尔后再随症增减。三者“重视体质与病程”，青年郁证兼顾脾虚，老年颤振顾护温阳，久病者重用黄芪、西洋参益气防虚损。四是“借力经典理论”阐述临证病机，引“诸风掉眩，皆属于肝”指导颤振治则，用“治痿独取阳明”结合“肝肾同调”优化痿证治法，体现“法宗经典，灵活化裁”的思想，为神经系统疾病提供“标本兼顾、精准靶向”的调治范例。

七、其他疾病验案

1. 灼口综合征（燥证）

【案1】李某，女，78岁，2016年3月15日首诊。

口中灼热发涩半年余，口干微苦，舌微痛，微麻，伴鼻干目干，头晕不著，夜寐有时不谧，大便干结难行，舌偏红，有裂纹，苔少，脉细。

西医诊断：灼口综合征。

中医诊断治法：燥证。舌为心之苗，口为脾之窍，心脾阴虚火旺，上炎于口，然缘其因，实又由肝火偏旺，移易心脾而成。拟清肝泻心，滋阴清热，引火下行。

处方：北沙参15g，百合20g，知母10g，生地黄15g，柴胡10g，黄芩10g，牡丹皮10g，天冬、麦冬各15g，莲子心5g，石斛15g，天花粉20g，川黄连5g，怀牛膝10g，玄参15g，瓜蒌20g，炙甘草3g。7剂。每日1剂，水煎服，分早晚两次温服。

2016年3月29日二诊：口灼热，干燥减轻，纳食改善，大便干结好转，余大致为前，舌偏红，苔薄黄，脉细弦。

中医治法：原法减缓其剂量。

处方：北沙参15g，百合15g，知母10g，生地黄15g，柴胡10g，黄芩10g，牡丹皮6g，天冬、麦冬各10g，莲子心5g，石斛10g，天花粉15g，川黄连5g，怀牛膝10g，玄参10g，瓜蒌10g，炙甘草3g，薏苡仁15g。10剂。每日1剂，水煎服，分早晚两次温服。

2016年7月6日三诊：久未诊治，口中灼热、口渴，目干鼻干，大便干结均获显减，仍感舌及唇麻木不适，颈不胀，背痛，稍汗出，舌偏红，苔薄黄，脉细弦。

中医治法：肾主五液，藏精生髓，髓聚为脑，故治此阴虚燥热之证，从心脾论治，仅属权宜之举，从肾入治，方为治本之策略。

处方：西洋参5g，天冬、麦冬各15g，生地黄、熟地黄各15g，山茱萸10g，山药20g，牡丹皮10g，茯苓10g，泽泻10g，五味子5g，瓜蒌10g，石斛15g，知母10g，百合20g。14剂。每日1剂，水煎服，分早晚两次温服。

［按］灼口综合征是一种以口腔黏膜（尤其是舌部、唇部、口腔前庭等）自发性灼热感、疼痛或异常感觉（如麻木、发涩、干燥）为主要特征的慢性口腔黏膜病，常不伴有明显器质性病变，在中医理论中多归属“燥证”“舌痛”“口疮”

等范畴。《素问·热论》云："足三阴之脉皆络于舌，凡舌病之疼痛热肿，则责君火之升炎。"可见口舌热痛之病当责之于脾、肾、肝三脏。又因舌为心之苗窍，心肾同属少阴，肾阴亏虚，心火独亢，病理关联紧密，故清泻君火，应当在考虑范畴。

王老认为本案其核心特点为"口腔灼痛为主症，多伴阴虚燥象，病程迁延反复"，常见于中老年女性，与情绪、体质、脏腑功能失调密切相关。从中医病机角度，灼口综合征的核心病机可概括为"火燥相兼，多脏失调"，与本案"肝火偏旺为本，心脾阴虚火旺为标，燥邪内生为象"的认识高度吻合。故该案患者口中灼热、舌痛、鼻干目干、夜寐不谧、大便艰难乃足三阴相火上腾，君火亢盛，内热伤阴之缘故，治以清肝泻心，滋阴清热，引火下行。

方中北沙参、百合、天冬、麦冬、天花粉、知母、地黄、石斛、玄参、炙甘草为"二冬汤"与"百合地黄汤"化裁而来，专为邪热伤阴，燥热难忍而设。柴胡、黄芩疏肝泻热，和解少阳，畅达枢机。牡丹皮、莲子心、川黄连君相双清，配伍怀牛膝更引火下行。瓜蒌清热润燥滑肠，因其阴液损伤，阳明自现燥气，大便艰难，故加用之。

二诊，诸症悉减，示方证合拍，恐其清热泻火养阴之品量多久服，难免有伤阳之弊，况热势稍退，故减量续服。且加用薏苡仁一味，取其清热健脾利湿之功，防阴药过聚，滞留酿湿。

三诊，上症进一步改善，热势较前轻微，转方治足少阴为主，盖肾主五液，藏精生髓，髓聚为脑，从肾入治，方为治本之策略。续以天冬、地黄、石斛、百合滋阴清热；瓜蒌清热润燥化滑肠；生脉散益气养阴，生津敛汗；知柏地黄丸滋补肝肾，清热养阴。诸药合方，标本兼治，不偏一虞。后又因他疾来诊，问其口灼之症均已获悉。

"肾主五液"乃论述肾是阴液生成之本、五液布散之根。且肾阴亏虚是阴虚燥热的本源，心脾阴虚实为肾阴不足的分支表现，从肾论治可直击病本，巩固疗效。心脾论治可暂清标热、补局部阴液（权宜之举），但肾阴不充则阴液无源、燥热易复；从肾论治通过补肾填精，恢复肾主五液功能，既能充一身阴液之源头，又能滋养心脾（先天助后天），实现"阴液充则燥热除，肾精足则五液布，经络润则麻木止"的治本效果。

【案2】胡某，男，58岁，2018年1月4日首诊。

口干苦不适，伴灼热，若开水烫状，为时七月许，未并发口舌生疮，纳食尚馨，脐腹间痛，夜难入眠，心烦，大便偏干结，量少不爽，日解三次，夜尿两次。舌偏暗红，有裂纹，苔薄黄，脉细弦。既往有慢性结肠炎病史。

西医诊断：灼口综合征。

中医诊断治法: 燥证。肝胆失疏,其郁热移易于脾,上炎于口,肝胃不和,肝脾失调,肺失治节,大肠传导涩滞。拟宣肺润燥,疏肝利胆,和胃安神。

处方: 牡丹皮 10g,柴胡 10g,黄芩 10g,百合 20g,苦杏仁 10g,紫菀 10g,瓜蒌 20g,石斛 15g,天冬、麦冬各 15g,南沙参、北沙参各 15g,甘草 3g,柏子仁 10g,茯神 15g,生地黄、熟地黄各 10g,枳实 10g。14 剂。每日 1 剂,水煎服,分早晚两次温服。

[按]肝为“刚脏”,郁热易升腾上炎,口为肝脉所过之处,“肝脉绕舌本”,肝郁化热可直接侵袭口窍引发核心症状。弦旺主肝亢,细主阴弱。王老以脉窥内在之病机,认为本案由于肝胆失疏,气郁化热,热伤阴液而成。脐腹间痛乃木气郁勃,横逆犯土,攻冲而作。夜难入眠,心烦则当属木郁化热,热扰心神所致。口中干苦,大便干燥,舌红苔黄而裂均是郁热久羁不除,损伤阴液,上炎于口,旁击肺金,大肠艰涩而成。盖肝为肺之对宫,木金常有交互,今甲木内生郁火,必刑肺金,金气郁闭,凉肃机能失灵,继使大肠传导失司。

本案虽症状各异,但其多元可从肝木一元而求,“灼热若开水烫状”是肝郁化热上炎的典型表现。肝热循经上扰,口窍黏膜受灼热之邪侵袭,局部津液被耗,既见灼热痛感,又伴“口干”等燥象;热扰心神则“心烦、夜难入眠”,故当疏肝利胆,宣肺润燥,和胃安神。方中石斛、天冬、麦冬、生地黄、熟地黄、南沙参、北沙参、百合由“二冬汤”化裁,滋阴润燥,清热养肝。况百合、沙参、麦冬等药专以润肺家为长,取润肺养阴之功,达左金制木之图。柴胡、黄芩疏肝清热,调和少阳,伍之以牡丹皮,气血双清,散郁火于内。苦杏仁、紫菀宣肺润肠,开金气郁结,转气下行。瓜蒌、枳实承杏、菀之气,和胃降逆。柏子仁、茯神并用以养心安神。诸药相合,使燥热清,阴液养,肝木疏,肺金降,胃气和,心神安。

2. 慢性荨麻疹(瘾疹)

李某,女,79 岁,2017 年 11 月 10 首诊。

一身瘙痒反复 1 年余。抓之局部渗液及团状皮疹,头不晕,纳食可,口干,夜寐尚可,大便或干或溏。舌淡红,苔焦黄,脉细弦。

西医诊断: 慢性荨麻疹。

中医诊断治法: 瘾疹。风热夹毒,潜伏于营血,外发于肌肤而成,久延不愈者,为气阴不足,驱邪无力之故。治以益气养阴调血,祛风湿毒,凉血清热。

处方: 黄芪 30g,生地黄 15g,熟地黄 15g,赤芍 10g,白芍 10g,川芎 10g,当归 10g,金银花 20g,防风 10g,蝉蜕 10g,僵蚕 10g,地肤子 15g,川黄连 3g,路路通 15g,千里光 15g,黄精 10g,甘草 3g。14 剂。每日 1 剂,水煎服,分早晚两次温服。

2017 年 12 月 1 日二诊：瘙痒已愈，大便偏干，非逐日而更衣。舌偏红，苔质黄，脉弦细。

中医治法：气营渐变，风热火毒将清。原方加润肠通便。14 剂。每日 1 剂，水煎服，分早晚两次温服。

［按］王老认为本案乃因"风热夹毒潜伏营血"为患。风为百病之长，热邪易与风结，久蕴成毒，潜伏于营血之中，伺机外发肌肤。营血被热毒扰动，肌肤失和则"一身瘙痒"；热毒外发肌肤，灼伤脉络则"抓之渗液"，气血壅滞则"团状皮疹"，古人云："斑为阳明火毒，疹为太阴风热。"苔焦黄是热毒内蕴的典型指征，脉弦主风、主热，印证"风热夹毒"病机。"气阴不足是本虚关键"，气阴不足又致脾胃功能失调，故"大便或干或溏"。体现慢性荨麻疹"久疹必虚，虚不耐邪，邪恋伤正"的病理特征。此为疹毒初起风热之邪，初袭于肺，日久不愈则酿毒入里，外发于肌肤故见发疹瘙痒，内潜于营血则有热势不盛，因常年皮疹、渗液，薄膜下之浆液为津液，日久则气阴暗耗，气阴不足则驱邪无力，往复如环。故以当归六黄汤打底，滋阴清热，益气固表敛外渗之浆液，川芎辛散温行，能搜风补虚，赤芍入血，能清血分实热，金银花清热透表，有透热转气之用，防风、蝉蜕、路路通、僵蚕祛风之品，地肤子走皮肤为引，祛表风，止瘙痒，千里光清血中热毒，《滇南本草》还谓其能洗疥癞癣疮，去皮肤风热，因其大便或干或溏，为脾气稍有不足，则加既能补脾胃又能滋阴之黄精。

二诊，瘙痒已愈，大便干，故加润肠通便之品。

该案其要有四：一是"疗效巩固的延续性"，"原方"保留首诊核心治法，避免因主症缓解而盲目改方；二是"兼证处理的针对性"，针对"大便偏干、更衣不调"新增润肠通便，既改善患者不适，又通过"通腑泄热"助气营恢复，体现"抓新症而不违本"；三是"阴阳平衡的兼顾性"，润肠通便选用滋阴润肠药而非峻下之品，既通腑又养阴，适配"阴虚肠燥"病机，避免"单一通腑致阴更虚"，体现"通腑需滋阴，滋阴助通腑"的调治逻辑；四是"病程转归的预见性"，通过"复气营、清余热、通肠腑"多维度调治，为气营完全恢复、防止复发奠定基础，体现"恢复期调治需兼顾功能与根本"，此方为真正意义之"效不更方"。

3. 胡萝卜素血症（萎黄）

熊某，女，29 岁，2018 年 4 月 25 日首诊。

面黄、手足发黄，然目不黄，肝功能正常，过往偏食胡萝卜，口微渴，夜寐谧，尿黄，大便软溏，日解 1 次。舌淡红，苔薄黄，脉细弦缓。

西医诊断：胡萝卜素血症。

中医诊断治法：萎黄。虚证，脾虚，一则其色外现，一则脾运失健，益气健脾。

处方：白参 10g，白术 10g，法半夏 10g，陈皮 10g，茯苓 15g，茵陈 15g，神曲 10g，炒谷芽、麦芽各 10g，砂仁 6g，炙甘草 3g。14 剂。每日 1 剂，水煎服，分早晚两次温服。

［按］胡萝卜素沉着是因摄入过多富含胡萝卜素的食物（如胡萝卜、南瓜等），或机体代谢功能减弱，导致胡萝卜素在体内蓄积所致的皮肤色素异常。表现为面、手足等部位皮肤发黄，黏膜（如眼白）不黄，肝功能正常。

该病中医属“萎黄”范畴，多与脾虚失运相关，脾运化功能减弱致胡萝卜素代谢障碍，精微失布而肌肤色变。调治以健脾助运为主，促进胡萝卜素代谢排泄，无需特殊治疗，减少摄入或改善运化后可自行缓解。今之研究表明，胡萝卜素血症诱发的色素沉积，多由过食柑橘、红萝卜、木瓜等食物导致，其表现为手掌、皮肤发黄，还伴恶心呕吐，纳差，疲倦，中医则用萎黄名之，为脾失健运，脾色为黄，其色外显皮肤所致。

结合现代医学对胡萝卜素血症研究，再看先贤，早有医家言胡萝卜一物：“多食损肝难消，生食伤胃。”脾胃受损，脾失健运，化湿生痰，故以六君子起手，益气健脾，化痰祛湿，茵陈清少阳肝胆之湿热，神曲、炒谷芽、炒麦芽、砂仁健脾助运。治外之色素沉着，而无一走表之品，此调内之阴阳，治外现之疾患。

4. 免疫抑制（虚证）

黄某，男，47 岁，2017 年 12 月 17 日首诊。

形寒畏冷，神疲乏力，欲眠，屡易感冒，咽疼发热，颈胀，头转动有声响，间歇两手指发麻，腰不痛，夜寐谧，纳食，二便均可，舌淡红，苔薄白，脉缓弱。

西医诊断：免疫抑制。

中医诊断治法：虚证。肺肾不足，气阴两虚，督脉不利，肺肾并治，气阴兼利。

处方：白参 10g，黄芪 30g，淫羊藿 10g，熟地黄 15g，山药 20g，山茱萸 10g，白术 10g，天冬、麦冬各 15g，百合 20g，葛根 20g，片姜黄 10g，柴胡 10g，女贞子 10g，枸杞子 10g，天麻 10g。14 剂。每日 1 剂，水煎服，分早晚两次温服。

［按］肾为先天之本，内含元气，先天之精所生也。先天不足或后天失养，都可伤及元气，元气又分元阴元阳，形寒畏冷、神疲乏力、欲眠，此肾阳不足，元阳受损。屡屡感冒为肺卫之气不固，风邪善袭于上所致。咽痛发热为气阴不足，虚火上炎故也。督脉为阳脉之海，阳气不足，则督脉失于温煦，督脉失利，则见颈胀。气虚则麻，血虚则木，手指发麻为气血亏虚之象，气血虚少，不荣四末所致。故以熟地黄、山药、山茱萸三味补阴之品加一味淫羊藿补肾阳，此思路应由仲景“金匮肾气丸”而来，即补阴之六味地黄丸加附、桂而变为补肾阳

之名方，其寓意为“善补阳者，必于阴中求阳，则阳得阴助而生化无穷”。白参、黄芪、白术补肺脾之气，固护其表，配二冬、百合气阴双补，葛根升阳通督，以柴胡调肝，体现王老杂病多治肝的思想，二至丸补肝肾，益精血，使元气化生有源，稍加天麻，因肾虚而致髓海空虚，虚则生风，易夹痰上扰清窍，故头转动有声响。

本案诊疗如弈棋布局，彰显三层高阶智慧：其一，“整体观念”超越局部之见，不将“免疫抑制”囿于“补气”一隅，而是洞见肺肾与免疫的深层关联，通过“肺卫-肾精-气阴”三维同补，实现“治脏腑以强免疫”的跨越；其二，“通补兼施”平衡攻补之道，既用参芪地萸如春雨润物，补虚不留滞，又遣葛根、片姜黄似清风扫翳，通经不伤正，使补通相成如阴阳相济；其三，“时空兼顾”着眼长远疗效，针对慢性虚损如文火慢炖，以肺肾同补培元固本；针对即发症状如急雨解旱，用通督通络缓解疾苦，标本同治如远近兼顾，为免疫功能重建奠定根基。

5. 双下肢动脉斑块形成（脉痹）

曾某，女，50岁，2019年5月12日首诊。

双小腿畏寒怯冷2~3年，伴酸痛乏力，偶有膝痛，腰间痛，头不晕，夜寐梦扰，纳食一般，口不渴，大便偏干，1~2日一解。舌淡红，苔薄黄，脉细弦。双下肢动静脉彩超：双下肢动脉斑块形成，双小腿静脉瓣功能不全。

西医诊断：双下肢动脉斑块形成。

中医诊断治法：脉痹。脉痹之疾，痰瘀阻于血脉，血道不畅，阳气不敷，酿生之由肝木失疏，肝藏血，主疏泄，“血道由肝”也。故拟当归四逆汤，桂枝茯苓丸加减，疏肝通阳，豁痰化瘀，散寒。

处方：黄芪30g，当归10g，熟地黄15g，白芍10g，川芎10g，桂枝10g，细辛3g，茯苓10g，丹参10g，桃仁10g，炙甘草5g，法半夏10g，三七3g，鸡血藤15g，肉苁蓉15g。10剂。每日1剂，水煎服，分早晚两次温服。

［按］“脉痹”之名始见于《素问·痹论》：“风寒湿三气杂至，合而为痹也……以夏遇此者为脉痹。”王老则认为脉痹不一定都由风寒湿之邪内侵所致，也可因痰湿、瘀血内痹脉道，营血不行所致。清人沈金鳌云：“血道由肝。”冲为血之源，上行至脾而为脾所统，再上行至肝，营气汇聚，一身之血均汇于此，肝得疏泄则营血得藏，血行不滞，反之则气机不畅，瘀血渐生，脉道不利。

本案患者，双小腿畏寒怯冷伴酸痛乏力，此阳气不能输布于下肢末梢故也。当归四逆汤、桂枝茯苓丸均为仲景先师所创，当归四逆汤能养血散寒、温经通脉，以温通血脉使得内郁之阳气达于四末，桂枝茯苓丸治瘀血内阻、癥块之证，然癥块常由血瘀湿阻胶结而成，故用桂枝茯苓丸化痰湿，祛瘀血。川芎为足厥阴肝经之药，能搜肝气、补肝血、润肝燥，配白芍柔肝疏肝，养肝体、柔肝性，其血道通利，瘀血自除。加半夏燥湿化痰，丹参、桃仁、三七、鸡血藤加强活血化瘀。然患者已过七七之年，腰膝痛等肾精不足之象已现，故加熟地黄补肾填髓，肉苁蓉一则可与熟地黄相配，补益肾精，一则滑能导滞，润肠通便。

脉痹为患，既是衰老之征象，亦为临证之顽疾。王老强调有三：

其一“肝脉同调”：不将动脉斑块仅视为血瘀，提出肝主疏泄与血道畅通的深层关联，通过疏肝通阳激活气血运行枢纽，实现“治肝以通脉”的宏观把握。

其二，通补兼施：既用丹参、桃仁等破瘀如攻城拔寨，又以归地等养血似培土固堤，攻邪不伤正、扶正不助瘀。

其三，古今融合：针对“动脉斑块、静脉瓣功能不全”，既用化痰化瘀药以瓦解斑块，又用通阳药改善循环，与西医“抗血小板，改善微循环”目标异曲同工，体现“中医辨证与西医病理互参”的智慧。

6. 唇炎(唇瘅)

罗某，女，22岁，2017年4月22日首诊。

唇干脱屑伴口角溃疡反复10余年，纳食尚馨，口不渴，夜寐梦扰，手足冰凉，大便偏干，3~4日1解，通畅。舌淡红，苔质黄，脉细弦缓。

西医诊断：慢性唇炎。

中医诊断治法：唇瘅。脾气阴亏虚，肝胆失疏，其郁热移于脾，上炎于唇，唇为脾之余血。拟疏肝利胆，益气养阴，清脾养心。

处方：西洋参5g，天冬、麦冬各15g，柴胡10g，黄芩10g，枳实10g，白芍15g，柏子仁10g，茯神15g，炙甘草3g，百合20g，知母10g，瓜蒌20g。10剂。每日1剂，水煎服，分早晚两次温服。

［按］唇瘅是中医对以唇部干燥脱屑、红肿灼热、口角溃疡或皲裂疼痛为主要表现的慢性唇部疾病的诊断命名，相当于现代医学的慢性唇炎、口角炎等黏膜病变。其病名源于中医“瘅为热证”的理论，因唇部病变多与热毒、郁热相关，故以“瘅”名之，凸显“热邪致疾”的核心病理特征。

该案患者唇瘅之疾，乃因脾气阴血虚，热蕴内生为主，唇为脾之所主，故内热上现于唇，然“平脉辨证”，脉细者阴精亏少，故见大便偏干，此无水舟停故也，弦者肝木偏旺，故脾虚郁滞，实乃肝木郁而生热，移易所致。肝胆郁热，阴不潜阳，故有夜寐梦扰；阳郁于内，不能达于四末，故见手足冰凉。故移西洋参加二冬益气养阴，补脾之气阴，柴胡、白芍、枳实、炙甘草此为四逆散，调和肝脾，舒达郁阳，柴胡、黄芩相配疏肝清热，柏子仁、茯神、百合养心安神，知母滋阴清热，瓜蒌内含瓜蒌皮和瓜蒌子，子能降，能润，擅长于润肠通便，润肺降气，皮则擅长于清肺化痰、行气宽中，瓜蒌既能理气宽中，清其郁热，又能润肠通便。

王老认为唇痺的病因病机以“本虚标实”为特点，本为脾气阴亏虚，标为肝胆郁热、脾经湿热，临证遣方用药宜加遵循。

7. 口腔溃疡（口疮）

谭某，男，47岁，2017年7月17日首诊。

近3日口舌生疮，口干口苦，轻微乏力，腹中稍不适，大便成形，日解一次。舌淡红，苔薄黄，脉细弦。既往有慢性结肠直肠炎病史。

西医诊断：口腔溃疡。

中医诊断治法：口疮。口糜，肝胆郁热，移易于心脾，上炎于口，久延屡发者，气阴亏虚。拟甘露饮子、导赤散合柴芩温胆汤复方治之。

处方：黄芪20g，天冬、麦冬各15g，生地黄、熟地黄各15g，枇杷叶10g，枳壳10g，知母10g，柴胡10g，黄芩10g，竹茹10g，淡竹叶10g，川木通5g，莲子心5g，怀牛膝10g，寒水石15g，甘草3g，石斛15g。10剂。每日1剂，水煎服，分早晚两次温服。

2017年7月28日二诊：口舌生疮近愈，乏力改善，唇干燥，大便松散，日解2次，通畅。舌暗红，苔薄黄，脉细弦。

中医治法：上方加莲子肉以养心健脾，茯苓以健脾燥湿。

处方：黄芪20g，天冬、麦冬各15g，生地黄、熟地黄各15g，枇杷叶10g，枳壳10g，知母10g，柴胡10g，黄芩10g，竹茹10g，淡竹叶10g，川木通5g，莲子心5g，怀牛膝10g，寒水石15g，甘草3g，石斛15g，莲子肉15g，茯苓15g。10剂。每日1剂，水煎服，分早晚两次温服。

2017年8月9日三诊：口舌生疮泯灭，轻微乏力，然大便软溏，日解两次，肛门辣痛。舌淡红，苔薄黄，脉弦细缓。

中医治法：肝胆火热渐清，脾土失健又著，减撤寒冷，予以健脾。

处方：黄芪20g，天冬、麦冬各15g，南沙参、北沙参各15g，枳壳10g，竹茹10g，陈皮10g，法半夏6g，柴胡10g，黄芩10g，山药10g，茯苓15g，薏苡仁20g，白扁豆15g，莲子15g，川木通5g，淡竹叶10g，甘草3g。10剂。每日1剂，水煎服，分早晚两次温服。

2017年8月20日四诊：口舌生疮微现，大便软，日解一次，腹微痛，肠鸣。舌淡红，苔薄黄，脉细弦。

中医治法：原法出入。

处方：黄芪20g，天冬、麦冬各15g，南沙参、北沙参各15g，枳壳10g，竹茹10g，陈皮10g，法半夏6g，柴胡10g，黄芩10g，山药10g，茯苓15g，薏苡仁20g，白扁豆 15g，莲子肉 15g，川木通 5g，淡竹叶 10g，甘草 3g，莲子心 5g，木香 10g。10 剂。每日 1 剂，水煎服，分早晚两次温服。

2017 年 9 月 4 日五诊：口舌生疮复萌 2 日，大便软，肠鸣，纳食馨，口干，神疲。舌淡红，苔薄黄，脉细弦。

中医治法：口糜为主，气阴两虚，肝胆失疏，其郁热移易于心脾，上炎于口。拟益气养阴，疏肝利胆，清热降火。

处方：黄芪 20g，天冬、麦冬各 15g，生地黄、熟地黄各 15g，枇杷叶 10g，枳壳 10g，知母 10g，柴胡 10g，黄芩 10g，竹茹 10g，淡竹叶 10g，川木通 5g，莲子心 5g，怀牛膝 10g，寒水石 15g，甘草 3g，石斛 15g。10 剂。每日 1 剂，水煎服，分早晚两次温服。

2017 年 9 月 25 日六诊：病症大致同前。舌偏红，苔薄黄，脉细弦。

中医治法：原法出入。上方去生地黄、熟地黄、石斛，加南沙参、北沙参、茯苓。

处方：黄芪 20g，天冬、麦冬各 15g，枇杷叶 10g，南沙参、北沙参各 15g，茯苓 10g，枳壳 10g，知母 10g，柴胡 10g，黄芩 10g，竹茹 10g，淡竹叶 10g，川木通 5g，莲子心 5g，怀牛膝 10g，寒水石 15g，甘草 3g。10 剂。每日 1 剂，水煎服，分早晚两次温服。

2017 年 11 月 14 日七诊：服药期间口疮大致泯灭，停药稍久则复萌，然程度续见渐清，大便软，日解一次，肠鸣。舌淡红，苔薄黄，脉细弦。

中医治法：续拟疏肝利胆，清心导赤，引大便下行，顾护脾土。

处方：黄芪 20g，天冬、麦冬各 15g，南沙参、北沙参各 15g，枳壳 10g，竹茹 10g，陈皮 10g，法半夏 6g，柴胡 10g，黄芩 10g，山药 10g，茯苓 15g，薏苡仁 20g，白扁豆 15g，莲子 15g，川木通 5g，淡竹叶 10g，甘草 3g。20 剂。每日 1 剂，水煎服，分早晚两次温服。

2018 年 1 月 22 日八诊：口舌生疮已愈 2 个月，仍有口渴，大便软，日解两次。舌淡红，苔薄黄，脉细弦。

处方：黄芪 20g，天冬、麦冬各 15g，南沙参、北沙参各 15g，枳壳 10g，竹茹 10g，陈皮 10g，法半夏 6g，柴胡 10g，黄芩 10g，山药 10g，茯苓 15g，薏苡仁 20g，白扁豆 15g，莲子 15g，川木通 5g，淡竹叶 10g，甘草 3g。10 剂。每日 1 剂，水煎服，分早晚两次温服。

2018 年 3 月 14 日九诊：口舌生疮已近 4 个月未发，仍有肠鸣，大便软，日解一次为主。舌淡红，苔薄黄，脉细弦缓。

中医治法：续拟疏肝利胆，清心导赤，佐以健脾。其意有三，一为兼见脾虚生痰；一为培土抑木；一为能令母虚也。

处方：黄芪 20g，天冬、麦冬各 15g，南沙参、北沙参各 15g，枳壳 10g，竹茹

10g,陈皮 10g,法半夏 6g,柴胡 10g,黄芩 10g,山药 10g,茯苓 15g,薏苡仁 20g,白术 10g,白扁豆 15g,莲子 15g,川木通 5g,淡竹叶 10g,甘草 3g。10 剂。每日 1 剂,水煎服,分早晚两次温服。

2018 年 5 月 8 日十诊:大便软,日解一次,腹不胀痛,微肠鸣,纳食馨,口干不苦,无口舌生疮,曾微发一次。舌偏红,苔薄黄,脉细弦缓。原法出入。

处方:黄芪 20g,天冬、麦冬各 15g,生地黄、熟地黄各 15g,枇杷叶 10g,枳壳 10g,知母 10g,柴胡 10g,黄芩 10,竹茹 10g,淡竹叶 10g,川木通 5g,莲子心 5g,怀牛膝 10g,寒水石 15g,甘草 3g,石斛 15g。10 剂。每日 1 剂,水煎服,分早晚两次温服。

2019 年 1 月 25 日十一诊:久未诊治,其间口疮未发,仍有肠鸣,矢气,大便先干续软,日解两次,有时欠爽。

中医治法:续拟益气养阴,疏肝利胆,清泻郁热,健脾安神。

处方:黄芪 20g,天冬、麦冬各 15g,南沙参、北沙参各 15g,枳壳 10g,竹茹 10g,陈皮 10g,法半夏 6g,柴胡 10g,黄芩 10g,山药 10g,茯苓 15g,薏苡仁 20g,白术 10g,白扁豆 15g,莲子 15g,川木通 5g,淡竹叶 10g,甘草 3g,炒酸枣仁 15g,合欢皮 15g,茯神 15g。14 剂。每日 1 剂,水煎服,分早晚两次温服。

[按]口腔溃疡,本是寻常病证,然若频发,颇为影响生活质量,虽其证并不影响大局,但实则影响生活质量。王老治疗此类疾病,多从“热”论治。《素问·至真要大论》云“少阳之复……火气内发,上为口糜”,指出少阳经络受邪,火热循经上传可导致口疮疾病。肝胆互为表里,胆附于肝,肝木失疏往往是造成胆火上炎,少阳冲逆的重要原因。因此,肝胆是否正常疏泄与下守和口疮的发生密切相关。本案为肝木失疏,胆火上炎,横犯克脏,上及子脏,热传心脾,兼伤气阴,发为口疮的典型案例。故治疗本病,疏利肝胆,转和少阳为之关键。热移心脾则加以清心泄脾之品;气阴兼伤则佐之益气养阴之药,方可全面照顾,尽全病机。

该案即以三方合用清多脏热,滋阴益气固本取效。其治则立足“郁热为本,心脾热为标,气阴亏为潜因”,取三方协同之力,柴芩温胆汤疏肝利胆、清胆和胃以除郁热源头;导赤散清心利水、导热下行以解心脾之热;甘露饮子滋阴清热、润燥生津以补耗伤之阴。辅以黄芪益气,形成“清郁热 - 泻心脾火 - 滋气阴”的三阶调治,既止当下疮疡,又防郁热伤正、口疮复发。

王老采用甘露饮、柴芩温胆汤、导赤散三方化裁,其中甘露饮取生地黄、熟地黄、麦冬、天冬、石斛滋阴清润;黄芩、枇杷叶清泻胃中之热,尤以枇杷叶善降阳明之气,使上火顺“右路”降下归阴,为治阴虚火盛口疮之正方。柴胡、黄芩、枳壳、竹茹、甘草取自“柴芩温胆汤”,共奏疏肝利胆,和解少阳,清热和胃之功。一助少阳枢机畅达，使其肝木疏泄，胆火下守；二助方中枇杷叶清降阳明，导热入阴。王老复加牛膝、寒水石、莲子心，一则更引上热归元，平复冲逆相火；二则清心泄热，三药相合，可谓君相双治。淡竹叶、川木通与生地黄、甘草相配，为名方“导赤散”。生地黄滋阴润燥之余，亦有清心凉血之功；竹叶清心除烦，引热从小便而出；佐以木通上清心火，下利小肠。甘草清热解毒，并可调和诸药为使。黄芪、知母宗张锡纯之治，黄芪温升补气，乃将雨时上升之阳气也；知母寒润滋阴，乃将雨时四合之阴云也。二药并用，大具阳升阴应，云行雨施之妙。况黄芪大补肺气以益肾水之上源，使气旺自能生水，而知母又大能滋肺中津液，俾阴阳不至偏胜，而生水之功益普也。

二诊时前症改善，随证进退，兼顾标本与既往病史：①据症精准辨病机演变，从“清热为主”转向“清补结合、健脾防湿”，避苦寒伤脾之虞；②方药加减紧扣其症，莲肉、茯苓直击“脾虚湿滞”，与原有滋阴清热药形成“滋阴不助湿、燥湿不伤阴”的平衡；③立足既往病史调治，针对慢性结肠、直肠炎，强化健脾助运以固肠道之本，体现治口疮且“顾脾胃”的整体思维。

三诊时治法聚焦“脾土失健”，大幅减撤前诊苦寒清热药(如寒水石、知母)，避免寒凉进一步伤脾，以“健脾益气、燥湿助运”为主，辅以轻清余热，通过强健脾胃运化功能，改善便溏乏力，同时清利肠道余热解肛门辣痛，形成“健脾为本、清余为佐”的调治体系。此乃口疮虽近于愈，然大便软溏，示火热近消，却脾土失运为显，进撤寒凉。故大去前方甘露饮、寒水石等，保留天冬、麦冬，复加南沙参、北沙参滋养阴液，又以山药、薏苡仁、白扁豆加强益气健脾、祛湿止泻之功。

四诊，大便续软，腹微痛而肠鸣，虽火热较前平息，但滋阴清热之品却有弊端，损伤脾运，脾气不和，复现新症。故取原法微调，应症设防。其一，据“口疮微现”识余热复燃苗头，轻加莲子心防加重；其二，凭“腹痛肠鸣”辨气机不畅，增木香理气止痛，助脾运恢复；其三，“原法出入”体现守中带变，既不更张核心治法，又精准针对新症。

五诊，口疮复萌，重启清滋重剂，复燃郁热需强疏。治法转向“益气养阴固根本，疏肝利胆清复盛之热，清热降火解心脾之炎”。因郁热复盛致口疮复萌，需强化清热力度；气阴耗伤加重，需增强滋阴益气，二者协同阻断“热-燥-虚”恶性循环，并通过益气间接助脾运兼顾健脾。

六诊，病证趋于稳定，遂据体质酌调药味，以求动态平衡防偏颇。处方去生熟地黄、石斛，加南沙参、北沙参、茯苓，紧扣“郁热未全清，气阴仍亏虚，脾虚湿滞需兼顾”核心病机，展现“口疮缠绵期调治需滋阴避滋腻，清热兼健脾，动态平衡防偏颇”的诊疗智慧。

七诊，病症改善，续拟疏肝利胆，清心导赤，引大便下行，顾护脾土。强健脾导下之品，固清疏滋阴之效。因“大便软、肠鸣”，增陈皮、法半夏理气和胃，山药、薏苡仁、白扁豆、莲子协同茯苓强化健脾燥湿助运化之功；保留南北沙参、天麦冬续滋阴益气，以固渐复之气阴，予柴芩续疏肝利胆清余热，川木通、淡竹叶续清心导赤助余热从尿而出，“引大便下行”，通过健脾助运间接促进肠道通畅，兼理气药助腑气下行，实现“清上导下”。

八诊，口舌生疮已愈两个月，仍有口渴，大便软，示余热未尽，脾机未复，上方续进。该案已经进入巩固期，乃愈后缓图，守方巩固防复发之举。病机无显著新变，故守前方，避免频繁换药干扰疗效；聚焦“口渴、便软”等残留症状，通过持续滋阴健脾，从根本上改善体质偏颇（脾虚、阴津不足），切断潜在复发路径；“轻微症状不急于更方”体现中医“缓则治本”思想。

九诊，口疮近四个月未发，趋于调和，前药续进，长治求稳，肝脾同调防复燃。其一，据“四月未发”判断进入长治阶段，病机聚焦脾虚湿滞与肝脾关系，治法从“扶正巩固”转向“肝脾同调以绝复发根”；其二，借“培土抑木”理论，通过健脾强土从根本上调和肝脾，体现“治肝先实脾”思想；其三，新增白术强化燥湿，针对性解决“肠鸣、便软”与潜在痰邪。

十诊，病势缠绵，趋愈之机仍未和谐，反有相火上炎之象，拟首诊方益气养阴，疏肝清热，清心导赤。此撤健脾之品，复清热滋阴重剂。去掉九诊白术、薏苡仁、白扁豆等健脾燥湿药以避免助热，复用二地、二冬、石斛强化滋阴生津以解口干、补阴耗；知母、寒水石、淡竹叶复强清热降火而针对口疮微发与舌偏红；柴芩续疏肝利胆防郁热扩展；新增莲子心清心火止舌疮，怀牛膝引热下行防邪火上扰口舌。全方回归“清热不燥、滋阴不腻”，聚焦“郁热复燃与阴津耗伤”核心矛盾。

十一诊，久未诊治全面固稳，仍予调肠安神以防复燃。其一，据“口疮未发”不松懈，聚焦肠运失常等兼症，防“小不适”累积致复发；其二，新增安神药体现“心 - 肝 - 脾 - 肠”整体观，安神助肝疏脾运肠畅，为防复添屏障；其三，“续拟”原法为核心治法，酌加新增策略，既守稳固根基，又补久未调治的稳态需求。

8. 脂溢性脱发（脱发）

杨某，女，34 岁，2019 年 6 月 26 日首诊。

脱发 4~5 年。

西医诊断：脂溢性脱发。

中医诊断治法：脱发。虽云发乃血之余，肾其华在发，故一般多从补肾益精，养血生发入手，然头皮痒，脂溢多，需每日洗头，痰脂瘀阻于毛囊，风邪内生。故纯补恐无济于事，尤须佐以祛风豁痰，祛除脂浊之剂，瘀血不祛，新发难生，欲使生发或又当辅以疏泄肝木，冀“三生万物”，再者补益血气，必肝肾并治。

处方：白参10g，黄芪30g，当归10g，熟地黄15g，白芍10g，川芎10g，山茱萸10g，山药30g，法半夏10g，胆南星5g，丹参10g，防风10g，柴胡10g，制何首乌15g，桑叶10g，黑芝麻10g，白术10g，炒苍术10g，路路通15g，蝉蜕10g。14剂。每日1剂，水煎服，分早晚两次温服。

［按］肝主疏泄，其一助气血畅达颠顶，配合养血药使毛囊得充而血生毛发；其二促气机运行，助祛痰脂药化散瘀浊，让毛囊通畅则瘀散新生；其三如春木生发之气，激活毛发萌生之机，协同补肾药固生发本源。

故方中用法半夏、胆南星行气祛痰，配以苍术祛湿化痰；路路通、蝉蜕、防风祛风以濡养肌肤，防风邪入腠理而化燥；方中当归配丹参活血补血以散瘀，以使新发可生；白参、黄芪为王老常用的中药，以补气益气；对于补肾益精，王老常用熟地黄、山药、山茱萸，同时加入制何首乌、黑芝麻补肝肾以生发；白芍敛阴滋阴，以润燥；白术益气健脾，以实卫气；炙甘草调和诸药，使诸药合用以达祛瘀豁痰、益气补血、补肾生发。肝木疏泄调达，则气血、痰脂、生机皆顺，如同万物在春生之气中繁茂，故借“三生万物”喻疏肝为毛发再生提供全方位生机。

9. 白发

彭某，男，23岁，2018年7月21日首诊。

白发，舌淡红，脉细弦无力。

中医诊断治法：须发早白。肾精血亏虚，上奉不足，肝失疏泄，生发不足。宜肝肾并治，补肾益精，生血荣发，疏泄肝木，“冀”三生荣万物。

处方：白参10g，黄芪20g，当归10g，白芍10g，白术10g，柴胡10g，熟地黄15g，山茱萸20g，山药20g，女贞子10g，枸杞子10g，沙苑子15g，桑叶10g，黑芝麻10g，制何首乌15g，砂仁6g。14剂。每日1剂，水煎服，分早晚两次温服。

［按］素体阴虚，血热偏盛，又值青壮之年，性情急躁易动，导致水不涵木，肝旺血燥，使血热壅盛，发根失其濡养，则致头发早白。王老认为白发为肾精血亏虚，上奉不足，肝失疏泄，生发不足。应肝肾并治，补肾益精，生血荣发，疏泄肝木，冀三生荣万物。

本案患者为23岁年轻男性，方中熟地黄、山茱萸、山药为王老常用补肝肾的药，加用女贞子、枸杞子、沙苑子加强补益肝肾的效果，以致荣发；白参大补元气，合用黄芪加强益气营血；当归补血活血，祛瘀生新以荣发；白芍养阴和营；白术健脾益气，合用砂仁和胃化湿，以强后天之气；柴胡疏泄肝木；黑芝麻、制何首乌补肝肾、生乌发；桑叶疏风清热润燥，诸药合用，以补肝肾、疏肝木、乌黑发。

白发为当下常见疾病，年轻人尤为在意，然其疗效往往不佳。王老认为其核心机理在于“肝肾同病，精血亏虚与疏泄失常并存”，肾藏精，其华在发，肾精充足则精血互生，毛发得荣；肝藏血，主疏泄，肝血充盈且气机调达，方能濡养毛发、促其生长。“肾精血亏虚”则毛发失于濡养，根源不固；“肝失疏泄”则气血运行不畅，毛发难获充养，故发白早生。治疗上王老倡导肝肾并治固根本，疏泄肝木助生发。治法以“补肾益精”充毛发本源，填肾之精血以实现“生血荣发”，补肝之血虚以润毛发肌肤，二者体现“肝肾并治”；“疏泄肝木”调畅气机，助精血上荣毛发，此即肝木疏泄正常则生发有源，如万物生长之理，呼应“冀三生荣万物”，形成“补肾精 - 养肝血 - 疏肝郁 - 荣毛发”的协同调治。

10. 特发性水肿(水肿)

【案 1】蒋某，女，42 岁，2019 年 3 月 18 日首诊。

双下肢水肿 3 年余，入暮尤著，翌晨消减，尿检无异常。头间晕，腰微痛，夜寐谧，纳食馨。舌淡红，苔薄黄，脉细弦。

西医诊断: 特发性水肿。

中医诊断治法: 水肿。水道不通则为水肿，肺为水气上源，主通调水道；肝主疏泄，又主水渎，故证属肺失治节，肝失疏泄，水湿不化。宜肝肺并治。

处方: 紫苏叶 5g，苦杏仁 10g，炙麻黄 5g，木瓜 10g，茯苓 20g，大腹皮 10g，陈皮 10g，吴茱萸 3g，桔梗 10g，泽泻 10g，冬瓜皮 20g，茯苓皮 20g。14 剂。每日 1 剂，水煎服，分早晚两次温服。

[按]现代医学认为特发性水肿是一种原因未明的全身性水肿，实验室检查多无异常，其发病可能与自主神经功能紊乱、雌激素波动、静脉回流不畅等因素相关。中医论述“水肿”，离不开肺、脾、肾三脏。

而王老吸取古人的经验，又加以自己的见解，认为治水先疏肝，肝在五行属木，与春气相通，主升发，喜条达而恶抑郁。肝主疏泄，调畅气机，协调平衡全身的气机升降出入运动。正如《景岳全书》言“治肿者必先治水，治水者必先治气”，《医学实在易》云“水气同源不必分”“气滞水亦滞，气行水亦行”，《温病条辨》亦指出“盖治水者，不治水而治气”。同时王老认为肺为水之上源，肺失治节，而致水湿不化。

故拟肝肺并治。方中紫苏叶解表行气，正如薛氏有云:“肺胃之气，非紫苏叶不能通也”，故紫苏叶通肺胃之气，配合苦杏仁、麻黄肃降肺气，以通调水道；木瓜和胃化湿，利水消肿；茯苓利水渗湿健脾；大腹皮、茯苓皮、陈皮、冬瓜皮合用利水化湿,善祛皮里膜外之水;吴茱萸温阳利水,同时疏泄肝胆,合用泽泻清热化湿;桔梗宣肺以通调肺之水道。诸药合用达宣肺疏肝,利水化湿之效。

而王老治疗本案时反映其治疗该类疾病不拘泥常规:其一,精准辨证抓水肿本质:跳出“水肿仅责脾肾”惯性,据“脉细弦”与“气机相关的水肿规律”(入暮重、晨轻),锁定“肺失治节、肝失疏泄”核心,创新“肝肺并治”思路。其二,独特治法重功能恢复:通过宣肺疏肝复脏腑功能,而非单纯利水,体现“治水肿不止于利水,调脏腑以复水液代谢”的中医思维。其三,方药灵动以分消三焦:宣肺开上、疏肝畅中、利水渗下,契合条畅“三焦水道”以之水饮之邪为病的理论。

【案2】熊某,女,47岁,2018年1月5日首诊。

面浮肿1年余,头不晕,目眩,无耳鸣,腰痛胃胀,夜寐,纳食及二便均可。舌淡红,苔薄黄,脉细弦。已做相关检查(尿常规、肝肾功能、甲状腺激素五项,心电图),未见异常。

西医诊断:血管神经性浮肿。

中医诊断治法:水肿。“上肿曰风”,恙由肺气不宣,通调不畅,风邪上壅,水湿不化所致。治以宣肺祛风,淡渗水湿。

处方:炙麻黄5g,苦杏仁10g,防风10g,蝉蜕10g,赤小豆20g,茯苓20g,薏苡仁30g,桑枝10g,泽泻10g,紫苏叶10g。14剂。每日1剂,水煎服,分早晚两次温服。

[按]本案患者面浮肿1年余,在中医学中称“游风”“卒(猝)风肿”“赤白游风”等。《外科大成》:“游风者,为肌肤倏然赤肿痛,游走无定,由风热壅滞,荣卫不宣,则善行而数变矣。较之丹毒,只红肿起粟而不走,故与游风为异耳。其风热者则色赤,宜小柴胡汤,加防风、连翘清之;内热甚者,紫雪丹下之;肿势甚者,砭之。风寒者则色白,宜荆防败毒散散之;再血热者,四物汤加柴胡、栀子、牡丹皮;胃虚者,补中益气汤加防风、羌活;肝肾虚热者,宜加味逍遥散、六味地黄丸,以滋化源,则火自息,风自定,痒自止矣。”

患者颜面浮肿,《素问·平人气象论》云“面肿曰风,足胫肿曰水”,王老据此认为,面部浮肿多因风邪所致。且患者头不晕,目眩,无耳鸣,腰痛胃胀,其本由于肺气不宣,通调不畅,风邪上壅,水湿不化,当治以宣肺祛风,淡渗水湿。故方中麻黄、苦杏仁宣通肺气;防风祛风固表,合用蝉蜕加强祛散风邪的效果;赤小豆和麻黄祛风解表,疏散风湿,善解颜面风水;茯苓、薏苡仁利水渗湿;桑枝祛风除湿;泽泻清热利水;紫苏叶解表散邪。诸药合用,通调肺气,解散风邪,利水渗湿。

王老精准把握本病病位侧重肺，直指病机为“肺气不宣，风邪上壅，水湿不化”。肺主宣发、通调水道，风邪犯肺则肺气郁闭，水液输布失常，泛溢头面成肿。治法紧扣病机，以“宣肺祛风、淡渗水湿”为纲，契合“上肿曰风”理论，体现“风散则肺宣，湿去则肿消”的治疗逻辑。

跋

作为王行宽全国名中医传承工作室成员，又忝列本书副主编，参与《王行宽杂病治肝医案精解》的整理工作，既是学术传承的责任，更是近距离体悟王师治学精神的珍贵机会。

历时五载，从病案筛选、方药核对到理论阐释，每一个环节都凝聚着团队的心血，亦让我对“杂病治肝”理论的临床价值有了更深切的认知。

一、整理之要：从“病案碎片”到“理论体系”

本书收录的百余则病案，均来自王老近年的门诊实录。这些病案初看是零散的“诊疗片段”，有糖尿病患者从“口渴多饮”到“血糖稳定”的12次调方，有甲状腺结节患者“颈胀痰堵”到“结节缩小”的8诊经过，亦有风湿病患者“关节肿痛”到“行走如常”的病情演变。整理过程中，我们始终秉持“原汁原味”原则，保留王老手写病历中的舌脉描述、方药剂量，甚至随诊时的批注。

为将“碎片”串联成体系，团队以“病机演变”为线索，将病案分为“糖尿病验案”“甲状腺疾病验案”“风湿免疫病验案”等，每篇按后附“述评”，提炼王老对该病种的核心认识，这些述评均源自对王老病案的共性提炼，具有一定的临证参考价值；吾在临床工作中亦常常效仿，多能取效。

二、临证之悟：“治肝”非“独治肝”，乃“调肝以和五脏”

随师整理病案，最深刻的感悟是：王老“杂病治肝”绝非“头痛医头”的局部疗法，而是“以肝为枢，调和五脏”的整体智慧。如治疗桥本甲状腺炎，患者既有“颈胀咽堵”的肝郁痰凝之标，又有“神疲畏冷”的脾肾阳虚之本，王老以四逆散疏肝，合六君子汤健脾，加淫羊藿、菟丝子温肾，体现“肝脾肾功能失调”的协同调治，即其常谓之“多脏调燮”。

更令人叹服的是王老对“动态病机”的把握。曾见一例痛风患者，初诊“足趾红肿热痛”属“湿热下注”，用四妙散清热利湿；二诊“肿消痛减但大便溏薄”，即加白术、山药健脾；三诊“血尿酸正常仍腰膝酸软”，转以六味地黄丸补肾。三诊方药虽变，核心始终围绕“肝主疏泄，辅以调节水湿代谢”这一关键论述,“守中达变”的思维,正是中医辨证论治的活体现,也是“三因制宜”的妙用。

三、传承之责:让“杂病治肝”理论薪火相传

整理病案的过程,也是“再跟师”的过程。王老常对我们说:“中医的生命力在临床,而临床的精髓在细节。”他批注病案时,会逐字推敲“肝失疏泄”与“肝郁气滞”的细微差别,辨析“白芍 10g”与“白芍 15g”的剂量考量,这种“毫厘之间见功夫”的严谨,让我们深受震撼。

今书成付梓,既是对王师学术经验的一个初步整理,更是传承之路的新起点。愿此书能为中医同仁提供“杂病治肝”的临床范本,亦盼青年医者能从中领悟:中医之“理”源于经典,中医之“法”成于实践,唯有“读经典、做临床、跟名师”,方能在传承中创新,让中医智慧造福更多患者。

最后,谨向指导本书编写的王行宽教授致以崇高敬意,感谢胡国恒教授、张稳教授、范建民教授在医案整理过程中的统筹安排与悉心指导,感谢杨柳同志对疏要部分做出的细致梳理工作,感谢王一飞、王智贤、吴依航、向兵、谢谨如、谢姝杰、徐艺璇、杨莹婕、殷淑婷、禹萍、张衡、张钧棠、张师瑾、张田田、张秀萍、周耀、周颖、邹敏、刘亚雄、朴美虹、李甲民、邱华安、陈耀武、陈志翔、刘颖、廖春璐、王屹菲、欧阳俊杰、陈新怡、陈超凡、陈培、陈世豪、陈祎馨、方敏、冯恩敏、何健、何涛、和承意、侯佳、胡慧玲、胡佳、胡箐、蒋晨敏、李君慧、李文渊、李宇翔、刘佳、刘晓薇、刘燕林、卢豆豆、卢圣花、齐梦欣、钱舒乐、任欣、任凤鸽、孙丽、唐聪聪、陶俊宏、田小雨、王啸轶、谢丽华、田丰铭、莫敏、梁恩军等同志参与医案搜集整理及部分按语撰写,感谢高定昌同志的前期整理;同时向人民卫生出版社的鼎力支持深表感谢,向编辑同志对本书编写与出版工作的悉心指导表示衷心感谢。

限于学识,书中疏漏之处难免,恳请方家指正。

吴彬才
2025 年夏于长沙